I0842325

elisa di bari

Barbablù

Non esiste schiavitù

più forte dell'ignoranza

Codice ISBN: 9798386068189
Edizione: MARZO 2023
Editore: ELDB

L'illustrazione di copertina e le immagini del libro sono dell'autrice.
La formattazione del testo è di Leonardo di Bari.

Della stessa Autrice:

- Vedo la mia anima   Gennaio 2023
- Eccomi qui!   Gennaio 2023
- Sulle ali dell'amore   Febbraio 2023

Indice

Prefazione

Inadeguatezza della mia nuova identità

La mia anima mi sta svelando i suoi misteri poco per volta, affinché la sua realizzazione possa avvenire nella più assoluta sicurezza per la mia mente, in quanto non oberata di un carico conoscitivo tale da essere destabilizzante. Ma anche perché solo un'acquisizione di consapevolezza graduale può condurre ad una visione d'insieme esaustiva, in quanto ha considerato ogni possibilità, ogni variabile, ogni opportunità di crescita.

Attraverso i miei precedenti libri, espressione di questa mia progressiva trasformazione interiore,[1] ho parlato di una gestazione e di un parto complessi e dolorosi: il riconoscimento del potere della mia anima, con la conseguente ricostruzione dell'unità corpo-anima, e la focalizzazione della mia attenzione sulla forza dell'amore, per me stessa e l'altra dimensione, unico possibile collante della mia nuova identità.

Potevo quindi finalmente traslare l'intima acquisizione di quell'unità nella quotidianità di un vissuto in cui verificarla.

Ma, seppure rinata ad una nuova dimensionalità energetica, son stata ben presto disillusa da un neonato che aveva grosse difficoltà di crescita.

La mia anima continuava a destreggiarsi fra i ritmi del proprio bisogno evolutivo e quelli di un corpo continuamente claudicante, perché non ero ancora riuscita a pensarmi e a vedermi autenticamente nel mio essere Uno, ma solo in una o l'altra delle sue parti separatamente, a seconda della prospettiva con cui mi percepivo: o quella dell'anima, che cercava di realizzarsi attraverso un corpo che andava

---

[1]Essi abbracciano un arco di tempo dal 2005 al 2011

modificandosi; o quella del corpo, che all'anima guardava con la fatica di chi si doveva adeguare ad una frequenza "fuori" di sé, dimenticandosi del suo essere già tutt'uno con lei!

Nonostante la consapevolezza man mano acquisita, la schematizzazione della mia mente di fatto si ostinava a rifugiarsi nella calda coperta di una quotidianità circoscritta al ristretto ambito individuale, già conosciuto ad ogni livello e quindi rassicurante. Mi assegnavo cioè una precisa, logica individualità, per questa intendendo una specifica connotazione corporea e una specifica identità animica, negandomi così il più ampio respiro dell'espansione nella mia nuova dimensione unitaria, non vissuta quindi nella sua pienezza e nella stabilità di un equilibrio interiore, presupposto indispensabile per continuare il mio cammino in leggerezza ed armonia.

Inoltre in tale ottica vedevo ancora la guarigione come un traguardo da raggiungere: o della mente (che vive il corpo malato e cerca la guarigione con un atto di volontà) o dell'anima (che si realizza attraverso il corpo, per cui, agganciandolo, lo modifica e lo sposta dall'imperfezione della malattia alla propria perfezione di guarigione).

Queste note fortemente stonate che si erano quindi create dentro di me, non risolvendosi, ancora una volta mi portarono a confrontarmi con la malattia.

Introduzione

L'ospite inatteso

Spesso ci confrontiamo con relazioni e situazioni che mettono a dura prova la nostra capacità di adattamento e di discernimento, il nostro bisogno di quiete, la nostra resistenza, persino le nostre certezze.

Anche un ospite particolarmente impegnativo, perché ingombrante, invadente o semplicemente inatteso, può incidere più o meno pesantemente in un determinato momento della nostra vita. A me è accaduto di dovermi confrontare con uno particolarmente sgradito, che ha generato in me un complesso cocktail di emozioni.

Immagini e colori di quel giorno[2] sono de tutto intatti dentro di me, seppure non vi sia mai più tornata con la mente.

Mi rivedo ancora nitidamente in un esiguo, surriscaldato ambulatorio d'ospedale, seduta di fronte al senologo, fra un lettino bianco alla mia sinistra e la lucentezza metallica di un carrellino per le medicazioni a destra. Il bagliore giallognolo di una luce al neon pioveva dal soffitto a irritarmi gli occhi. E, triste e grigio, uno scorcio di tetti faceva capolino da una porta-finestra alle spalle del medico, in netto contrasto col candore del suo camice.

Ricordo anche ogni suono: le voci soffocate degli altri pazienti, nella sala d'attesa; il ronzio del computer; il respiro trattenuto del medico mentre mi visitava e le sue parole: «*Neoplasia al seno destro. La metto subito in lista per l'intervento*».

Non ho dimenticato nemmeno la particolare timbrica di quella voce: sembrava recitasse una preghiera, per giunta quasi sillabata, nella speranza che io capissi e accettassi quanto, con estrema evidenza per lui, e solo dopo anche per me, non ero ancora disposta ad ascoltare. Alla sua manifesta urgenza

---

[2] Un giorno di novembre del 2007

contrapponevo, infatti, continuamente domande e ipotesi che circoscrivevano quel mio intervento a una remota possibilità.

Poi… assenza e presenza, stupore e indifferenza, voglia di capire e bisogno di fuggire via, finché non ci fu che nebbia pura nel mio cervello: la sua voce mi giungeva sempre più ovattata, come da una distanza infinita, in frasi smozzicate e per me senza senso.

Ma dopo alcuni minuti la verità, implacabile, salì alle soglie della mia coscienza in tutta la sua crudeltà; quella verità che qualche giorno prima avevo già intuita, ma negata, quando mi colse una vertigine nel corso di una mammografia. Avevo avuto la chiara percezione dell'intruso nel mio seno: una sorta di ostacolo contro cui erano rimbalzate le radiazioni.

In quell'acquisita certezza, all'improvviso una gelida, vischiosa paura mi risucchiò giù, sempre più giù, in un vortice che sembrava senza fine, ma che in breve si congelò dentro di me, come ogni altra emozione di quella giornata.

E fu solo silenzio e buio: gli unici compagni con i quali tornai a casa.

Il famoso ospite inatteso di cui tanto avevo sentito parlare aveva bussato anche alla mia porta e io, giovane ingenua e distratta, a quel mostro avevo lasciato lo spazio di violare prepotentemente il tempio della mia femminilità, facendo scempio del mio seno.

Mi sorprese così la rabbia: non verso la malattia in sé, per quanto grave, ma verso me stessa, perché non riuscivo a capire come e quando mi fossi negata a tal punto da mutilarmi.

Sentii forte e chiaro di aver tradito la mia anima: l'avevo … "vista"[3], ma non ancora del tutto ascoltata nella sua persistente voce che mi chiedeva di creare i presupposti di una diversa concretizzazione di vita.

E allora… mi sentii perduta! La posta in gioco si era alzata: era ormai questione di vita o di morte.

---

[3] Rif.to al mio libro "Vedo la mia anima" (prima stesura del 2005 e poi editato a gennaio 2023)

Questo libro

Il lungo calvario di esami e interventi che a partire da quella diagnosi dovetti affrontare e che mi condusse pian piano dalla rabbia e dal dolore all'accettazione e alla gratitudine, è il contesto in cui s'inserisce questo libro.

La sua prima stesura cominciò precedentemente ai due appena pubblicati *"Eccomi qui!"* e *"Sulle ali dell'amore"*, ma si concluse qualche anno dopo, nel 2014.

Per cui, pur seguendo una sua logica narrativa di osservazione analitica della schiavitù-negazione di me stessa, al fine di risolvere tutti i miei conflitti che avevano permesso al mio ospite inatteso di presentarsi, usufruisce degli insegnamenti del precedente percorso evolutivo che aveva delineato i presupposti per una mia profonda trasformazione nell'amore per me stessa e anche per l'altra dimensione.

❖ **La favola**

Il mio viaggio iniziatico per superare il tumore scorre lungo i binari di una favola di Perrault: *Barbablù*[4], che ho utilizzata come canovaccio per stemperare i toni della cruda verità narrata attraverso le mie emozioni e le mie profonde solitudini. Questa favola è la rappresentazione simbolica di un dramma all'interno della psiche femminile: il cammino di consapevolezza che ogni donna può compiere per liberarsi dall'imprinting della sottomissione.

I PROTAGONISTI della storia: una donna giovane e ingenua e il suo sposo, il cui nome è Barbablù per il colore della sua barba. Lei rappresenta il giovane potenziale creativo. Lui è il predatore innato della donna, il mostro che cerca di

---

[4] Mi è venuta in mente avendo letto il libro "Donne che corrono coi lupi", in cui la psicanalista junghiana Clarissa Pinkola Estés analizza il mondo interiore femminile attraverso miti e favole, tra cui appunto Barbablù

distruggere ogni suo desiderio e aspirazione.

Quella giovane sposa parla dei miei conflitti; del bagaglio di sogni che avevo ancora da realizzare; del mio mondo interiore che ancora dovevo imparare a manifestare.
Barbablù è il mio predatore interiorizzato; è tutto ciò che mi aveva negativamente condizionata, tarpando le mie ali e distruggendo ogni mia possibilità di realizzazione, fino a rischiare la mia stessa vita.
Nella ribellione di quella donna, che saprà alla fine liberarsi del marito predatore, ho ripercorso le tappe di un viaggio all'interno del mio Sé, per riscattarmi da una schiavitù (la negazione di me stessa) e per affermare quindi il mio valore.
E in quella ritrovata libertà, finalmente lo spazio di un respiro, in cui ciò che alla mente sembrava perduto è ritornato per altra via: il cuore.
Il cuore suo, il mio e di ogni altra giovane sposa che qui si riconosca.
Un cuore che finalmente sa; un cuore che più non si nega e il suo canto di gioia alla vita può levare.

Il predatore

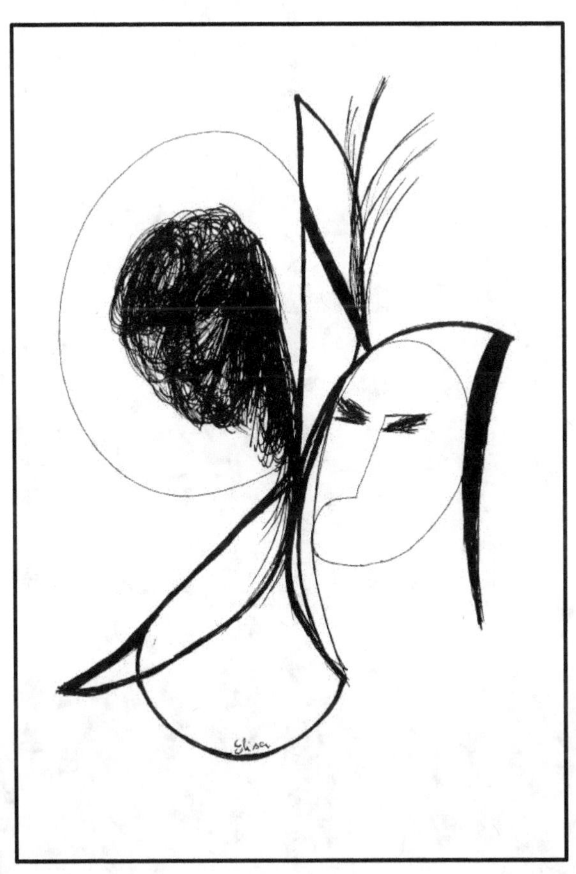

Il matrimonio con Barbablù

La favola narra di una ragazza giovane e bella che incontrò un ricco gentiluomo: Barbablù, così chiamato per il colore della sua barba.
Fu da lui insistentemente corteggiata in un girotondo di feste e partite di caccia.
Quando la chiese in moglie, lei accettò di sposarlo.

C'era una volta ma ancora c'è, in ogni angolo della terra, una giovane donna sottilmente incantata da un bel tenebroso e dal suo turbinio di adulazioni, di ambiguità ad arte presentate come chiari di luna, di sottili violenze mascherate da tripudi di fiori. Quella ragazza, continuamente costretta entro i limiti dei falsi perbenismi e fin dall'infanzia soffocata dagli schemi tutti di un'educazione repressiva, ha sistematicamente negato la sua intelligenza, il suo intuito, ogni sua capacità, per cui un *predatore* si è pian piano annidato nella sua psiche, derubandola della sua linfa vitale e irrimediabilmente compromettendo il suo carattere con una naturale tendenza alla passività e un'incapacità di discernimento della verità.
Completamente sorda e cieca, nella certezza di una condivisione d'amore, decide così di sposare il suo Barbablù.
Quel matrimonio in verità è già avvenuto in ogni altra relazione affettiva, in ogni altra scelta della sua vita e si ripeterà anche dopo, se non prenderà atto del suo condizionamento.
A ogni Barbablù si è consegnata completamente e si consegnerà ancora e ancora quale vittima sacrificale, senza sapere quel che fa. D'altronde … come potrebbe?
È stata educata a non ascoltarsi, a non vedere, a non difendersi.
Lei, io… siamo state educate alla sottomissione e alla negazione del nostro valore.
Lei, io… siamo state educate a NON ESSERE.

Le chiavi della salvezza

Un mese dopo le nozze, dovendo Barbablù fare un viaggio, consegnò alla moglie un mazzo di chiavi con il quale, in sua assenza, avrebbe potuto aprire qualsiasi porta del palazzo.
Un'unica chiave le fu proibita: quella di una cantina[5].
Ma la curiosità-ribellione, prevalendo sulla paura, portò la donna a domandarsi: «*Cosa può esserci al di là?*».[6]

Tutte le volte che mi sono confrontata nella mia vita con una relazione fallita o comunque conflittuale, mi sono posta mille interrogativi sugli errori commessi o presunti tali.

E quanto più profondamente destabilizzante è stato il dolore, o la rabbia o la delusione, tanto più forte la necessità di trovare un filo conduttore che desse un senso alla mia vita; tanto più urgente il bisogno di salvaguardare le mie più intime esigenze e la mia dignità, di persona in generale e di donna in particolare, cercando nuove strade da percorrere all'insegna della mia integrità e armonia.

Per questo la curiosità, figlia di quel bisogno, ha dettato in me in mille forme diverse la stessa domanda-chiave di quella giovane sposa, spingendomi a sbirciare qui e là, oltre le barriere imposte dalla mia mente, oltre il tunnel delle mie paure; oltre la soglia, in definitiva, di tutti i possibili impedimenti-condizionamenti del predatore Barbablù alla piena realizzazione del mio cuore e della mia anima.

In quella ricerca, di volta in volta sciogliendo un nodo che m'imprigionava e che non era più possibile rimandare nella sua

---

[5] L'apertura di quella porta è simbolicamente il percorso attraverso cui si può arrivare alla verità, alla conoscenza consapevole di sé (l'ingresso nella cantina).

[6] Questa domanda è la *chiave* che permetterà alla sposa di aprire la porta della cantina per arrivare alla conoscenza di sé.

soluzione, ho man mano aperto nuove porte di conoscenza.

Ma quanto più introspettivo è un cammino, per cui sempre più luce si fa in ogni angolo della propria psiche, tanto più profondamente bisogna andare a scavare dentro di lei.

Questo perché le altre ombre, nei suoi angoli più reconditi acquattate, diventano più forti e distruttive per una sorta di naturale compensazione energetica, come se si nutrissero dei residui di quel buio fugato in precedenza che, lì andando a nascondersi, con quelle si ricompatta.

Per tale motivo, dopo aver più e più volte frugato nell'intimità della mia mente, la sua forza più oscura e distruttiva, che evidentemente viveva ancora come trasgressivo quel mio bisogno di sapere, si è all'improvviso ribellata in difesa dei suoi schemi più radicati. E mi ha travolta con la violenza della sua rabbia e con la ferocia della sua potenza assassina, prendendo forma e consistenza di tre piccoli, infiltranti noduli al seno.

Non potevo più stornare lo sguardo dall'ombra, più densa delle precedenti, che essi mi rappresentavano; non potevo più negare quel Barbablù che, pur dopo tanto lavoro su me stessa, ancora viveva in me, minacciando di uccidermi.

La sposa ingenua della favola sarebbe inevitabilmente andata incontro alla morte dello spirito se non avesse intuito che la strada della sua salvezza sarebbe stata quella di contravvenire alla proibizione del marito.

E anch'io divenni acutamente consapevole che potevo definitivamente sconfiggere quel mostro solo se fossi entrata in quella cantina, più buia e profonda delle altre, in cui si era rintanato.

Sicché un'ennesima domanda-chiave cominciò ripetutamente a tormentarmi: *"Perché questa malattia"*?

Una domanda con la quale la parte migliore di me, non ancora del tutto perduta, mi spingeva a indagare ancora e ancora, ogni velo dagli occhi togliendomi per poter guardare oltre quell'ennesima porta proibita, oltre quel limite tra la mia ultima acquisizione di conoscenza e la mia piena coscienza dell'essere.

Sentivo che con quest'ulteriore processo di esplorazione, ogni residua ingenuità perdendo, si sarebbe pian piano generata in me una nuova maturità salvifica del mio spirito e, forse, anche del mio corpo.

La carneficina

Alla fine la donna scelse di aprire quell'unica porta proibita, quella porta-sentinella sugli oscuri segreti di Barbablù.

Ed entrando nella cantina, si ritrovò di fronte ad una carneficina: gli scheletri di tutte le precedenti mogli[7] che, come lei, avevano trasgredito al suo ordine.

Dinanzi a quell'orrenda verità, dovette così fare i conti col suo dolore.

Dopo essermi confrontata con la diagnosi del tumore e la sua resezione chirurgica, mi decisi quindi a varcare quell'ennesima porta che mi ero preclusa, a me stessa svelando la verità nuda e cruda del massacro che avevo permesso ad ogni predatore-Barbablù incontrato, riflesso dell'altro ormai da tempo strutturato dentro di me.

E nella mia cantina mi trovai ad osservare gli scheletri tutti dei miei bisogni calpestati, dei miei sogni rubati, delle mie speranze spezzate, delle mie aspirazioni non ancora realizzate; di più... mi trovai di fronte alla mia morte!

Sconfinato, al limite dell'insostenibile, il dolore mi travolse come un torrente in piena, mentre il veleno del dubbio si insinuava dentro di me: *"Non riuscirò mai a trovare tutte le risposte che mi occorrono affinché un simile scempio non si ripeta!"*

Ma subito dopo un'improvvisa, prepotente certezza: la mia anima non si sarebbe arresa!

In quegli scheletri, miei come di ogni altra ingenua sposa, le ossa erano proprio lì a testimoniare ciò che non si può distruggere del tutto: la *forza-anima*. Questa mi avrebbe insegnato a liberarmi della paura che mi teneva prigioniera e a

---

[7] Quegli scheletri sono il simbolo dell'uccisione dei sogni e desideri: suoi, come di ogni altra giovane sposa.

essere più forte di Barbablù; e, appieno svelandomi tutto il mio potenziale, mi avrebbe condotta per mano verso la luce e la salvezza: salvezza sicuramente della parte migliore di me.
In quanto al tempo che mi sarebbe stato concesso di vivere… lo avrei scoperto solo strada facendo!

Gli scheletri della cantina
(i conflitti)

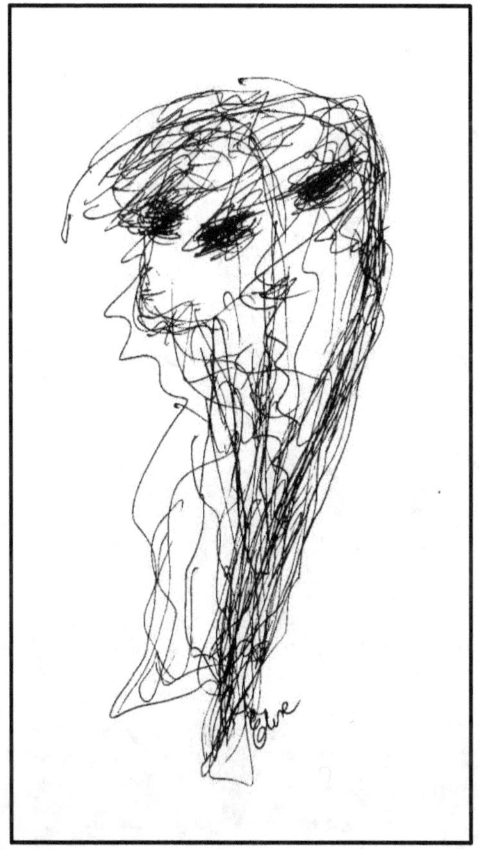

Il sangue

Q uando la moglie di Barbablù richiuse la porta della
cantina proibita, a causa dell'emozione le cadde la
chiave, che si sporcò di sangue[8].

Lei cercò di pulirla in tutti i modi[9], ma non vi riuscì: la
chiave continuò a sanguinare fino a macchiarle i
vestiti.[10] E quando il marito tornò a casa, lei cercò
invano di negare la sua trasgressione: il sangue della
chiave, dei vestiti, era lì a inchiodarla[11].

Molte volte nel mio viaggio interiore ho creduto di essermi
persa completamente: la mia mente, maestra dell'apparenza,
palcoscenico delle Forme, nei miei passaggi evolutivi più
impegnativi mi ha remato contro, facendomi credere che io
non avessi più alcuna via d'uscita.

Ho così vissuto *il buio dell'anima:* stadi in cui l'anima mi ha
lasciata libera di navigare nelle acque profonde del mio Io
perché si avesse la catarsi e la caduta di vecchi schemi,
lasciando posto ai nuovi; stadi di assenza di ogni certezza e di
ogni colore per poter capire e man mano accettare nuove
sicurezze e nuove sfumature alla luce di una maggiore
consapevolezza; stadi in cui ogni vincolo si era annullato ed
ogni cosa si era dissolta attorno a me attraverso la màcina della
ragione nella ricerca di ciò che veramente contava.

In quei momenti di buio profondo non avevo comunque mai
perso la percezione della mia individualità.

---

[8] Il sangue è il simbolo della decimazione più profonda della creatività,
della perdita dell'energia vitale.

[9] Per non dimenticare quanto vide e il dolore provato.

[10] la chiave continuerà a sanguinare finché lei non vedrà il predatore per
quello che è; finché non riconoscerà il massacro da lui fatto di ogni aspetto
della sua psiche, della sua anima.

[11] Quel sangue visibile sui vestiti della donna è il simbolo di un travaglio
interiore che non può più essere nascosto al mondo intero.

E comunque, proprio quando la ragione mi sembrava sconfitta e completamente annientata dal terrore più puro della sua stessa negazione, di fatto una positiva affermazione dell'anima, mia a me stessa, mi permetteva non solo di sopravvivere, ma anche di trovare una nuova svolta, di vedere una Luce che annullasse il buio in cui precipitavo. E ogni tassello ritrovava la sua giusta collocazione in un nuovo quadro d'insieme.

Anche di fronte al tumore ero precipitata in un buco nero: non solo per lo stress insito nel continuo lavorio di risanamento del mio corpo, ma anche per il serpeggiare dentro di me di un sottile dolore per il conflitto fra le certezze faticosamente acquisite e l'insoddisfazione di chi si stava interrogando sulla propria coerenza e temeva di non aver compreso, forse, quanto avrebbe dovuto.

Ma quella volta il buio ebbe la valenza dell'*assenza di ogni connessione tra la mia Essenza e il mio corpo,* perché avevo commesso il madornale errore di un'inversione di prospettiva: anziché espandere il mio bisogno ed il mio sapere in modo che si identificassero con quelli dell'anima, avevo ricondotto la dimensione universale di questa alla mia individualità.
Avevo schiacciato, ingabbiato dentro di me, dentro un semplice "bicchiere d'acqua" tutto il lavoro compiuto e la Sapienza dell'Universo!
Non ero riuscita cioè a compiere quel passo in avanti che mi permettesse di fluire nel Mare Universale del divenire, con la semplicità del bimbo che si lascia guidare per mano, senza nulla chiedere e nulla aspettarsi.

E finalmente, come per la sposa della favola, riconobbi pian piano il Barbablù dentro di me in tutte le sue pieghe più segrete e mostruose e vidi così la tracimazione del mio flusso vitale: la dispersione delle mie migliori energie fu ben visibile nei miei sogni spezzati, nel dolore di ogni ferita dell'anima e del cuore;

e, volta per volta, nel sangue di ogni intervento subito e nelle lacrime di ogni aspettativa delusa di ricostruzione chirurgica.

Ma ogni intervento da me affrontato in quegli anni segnò una tappa basilare nell'esplorazione di me stessa, un tassello dopo l'altro aggiungendo al mosaico che si era andato ricompattando, delineando la mia guarigione fisica e spirituale. Purtroppo ero anche acutamente conscia che quel massacro sarebbe terminato del tutto solo dopo aver bevuto fino in fondo il calice di quel sangue, il mio sangue, sull'altare della mia negazione.

Il tempo necessario

Barbablù fece ritorno e si rese conto subito che la moglie aveva trasgredito al suo ordine, per cui s'infuriò e, acciuffandola per i capelli, gridò di volerla uccidere.

Di fronte al suo potenziale assassino, lei cercò di trovare una soluzione che potesse salvarla: «*Concedimi di stare un po' da sola perché io possa pregare e raccomandare la mia anima a Dio*».

Lui le accordò solo un quarto d'ora di tempo.

Dovevo scacciare l'intruso dal mio seno, dalla mia mente, dalla mia vita, per cui pregai anch'io perché mi fosse concesso il tempo necessario per liberarmi definitivamente da quel mostro; il tempo per affrontare un cammino terapeutico che sentivo sarebbe stato decisamente complesso: sicuramente dal punto di vista medico, ma anche da quello di una conoscenza più profonda di me stessa.

E, pur senza certezza alcuna di proroga, quale invece fu concessa a quella sposa, superati i sensi di colpa per la mia inadeguatezza con la visione invece di un limite su cui poter lavorare, cominciai ad analizzare le relazioni in generale e le mie in particolare.

Gli schemi relazionali

➢ Breve analisi dei rapporti genitori-figli

Nel rapporto MADRE-FIGLIA *la madre* esprime alla figlia la costante "offerta", conscia o inconscia, di un punto di contatto in cui poter ritrovare sé stessa in una nuova possibilità creatrice, di volta in volta verificando le proprie ambizioni e i propri desideri; la *figlia* guarda alla madre come modello: non per seguirlo, sua copia diventando, bensì per combatterlo, in altro originale diversificandosi, perché solo così potrà affermare la propria identità.

Per cui *tra madre e figlia l'asse del conflitto oscilla tra la venerazione/stima e l'odio*, a seconda del carattere, della cultura, della maturità di entrambe e della loro capacità di mettersi in discussione. E quanto più complesso è il modello materno, tanto più difficile e conflittuale può presentarsi la crescita della figlia.

Tra donna e donna gioca quindi un ruolo importante la rivalità pura e semplice.

Nel rapporto MADRE-FIGLIO la madre si propone al figlio come amante; il figlio vede sua madre come la donna da proteggere o da sedurre, sostituendosi alla figura paterna. Ed essendo ovviamente più facile per il maschio sentirsi "altro" dalla madre, la sua rivalità è spostata verso il padre, ma vissuta non come affermazione autentica della propria individualità, bensì come competizione per l'accaparramento della "preda" femmina (la madre).

I ruoli e gli schemi si ripetono e s'incrociano nelle relazioni dei figli col padre.

Il rapporto PADRE-FIGLIA è in tutto simile al rapporto del maschio con la madre, ma in questo gioco la rivalità filiale è qui vissuta non tanto come conquista della preda paterna, quanto come una gara infantile di vanità e bisogno di possesso.

Nel rapporto PADRE-FIGLIO il primo non cerca un contatto come la madre nel rapporto con la figlia, ma tenta di imporre la sua autorità e il figlio la combatte: e non per semplice rivalità, ma per autoaffermazione e spirito di indipendenza.

In questo intricato quadro emozionale fra genitori e figli, è evidente che quanto più la *figlia* sarà capace di crescere, superando i suoi conflitti con la madre, tanto più saprà costruire un rapporto affettivo soddisfacente e vivere dei ruoli sociali equilibrati col maschile, perché avrà una chiara identità di ciò che è e che vuole.
E quanto più il *figlio* supererà il suo bisogno di competizione col padre, nel tentativo di sottrargli la preda-madre, tanto più capace sarà di vivere responsabilmente il suo rapporto col femminile e la società.
Questo perché entrambi, figlia e figlio, non ricercheranno più un sostituto rispettivamente del padre e della madre per ristabilire il conflitto.

Il tutto ovviamente si complica se, al già difficile gioco di specchi di conflittualità e voglia di affermazione dei figli, si aggiunge *l'autoritarismo e la negazione dei genitori*.
Se ai figli non viene data la LUCE DELL'ATTENZIONE, essi non avranno mai la possibilità di dissetarsi, spegnendo l'arsura delle loro fragilità e paure.
Se i figli non sono visti come entità a sé, come un mondo unico di opportunità e desideri diversi da quelli dei genitori; se non sono ascoltati nel loro dramma interiore di ricerca di un posto al sole, essi non solo non supereranno mai i loro conflitti e non raggiungeranno mai la loro indipendenza, ma sicuramente dovranno confrontarsi anche con la malattia, perché è solo nella libertà di muoversi, pensare e vivere che le energie, liberamente scorrendo, creano sanità.
Io sono uno di quei figli: mai ascoltata, dissetata, guardata

nella mia interiorità, ho dato a quella potenza distruttiva genitoriale tutto lo spazio e il respiro possibili per una reiterata carneficina che ha schiacciato la mia individualità e dignità, minando la mia salute.

➢ **Pulsioni e conflitti**

Nel suo sviluppo psicologico e affettivo, sessualità compresa, il neonato-infante ha come suo punto di riferimento prima la madre e il suo seno, poi il padre col suo pene.
Attraverso la suzione del seno e il contatto col corpo materno "attinge" la sua femminilità e la costruzione di un'affettività sensoriale.
Staccandosi dalla madre può avvicinarsi al padre e misurarsi con lui e la sua forza, assorbendo la sua mascolinità e costruendo la propria autonomia.

Grazie a questi riferimenti il bambino costruisce, sperimenta e trasforma le sue pulsioni, che si possono definire come proiezioni dell'Io a compiere quel passo che lo conduce al soddisfacimento delle sue *necessità primarie: fisiche (fame, sete, sesso) e psichiche (affettività, amore)*.
Riconoscere la necessità e l'integrità delle proprie pulsioni alla sopravvivenza e al godimento-piacere significa avere contezza della propria individualità.
Analizziamo ad esempio la *pulsione alla fame*.
Costruita e sperimentata attraverso il seno (o il biberon, prolungamento di quello), si modifica quando il bambino si stacca dalla madre per andare verso un diverso modo di nutrirsi (la pappa).
E, staccandosi fisicamente dal seno come nutrimento e godimento-gratificazione, si distacca anche psicologicamente dalla madre, andando verso l'autonomia del padre.
Inoltre quando il bambino si allontana dal seno materno e dalla dipendenza attraverso quello costruita, impara a ritenere o ad

espellere attraverso il controllo degli sfinteri, gettando così le basi della sua capacità di adulto di lasciar fluire; le basi di un nuovo equilibrio tra il sapersi liberare delle scorie energetiche e il saper trattenere le positività e, quindi, a livello relazionale-affettivo, tra il dare e il ricevere.

Un trauma nei primi anni di vita, che blocchi la pulsione alla fame, può condizionare in vario modo la vita di adulto.

E finché non si risolve l'origine di questo conflitto-radice, esso si trasforma continuamente, ripresentandosi in vari sintomi, come se s'ingaggiasse una lotta tra il bisogno del soggetto di dar voce a quel desiderio-pulsione e il suo stesso bisogno a negarlo e, quindi, a sopprimerlo.

A quel bisogno-pulsione bloccato si possono così sovrapporre una serie di altri desideri a cui l'adulto non può e non sa dar voce per mille altri motivi legati alla sua educazione, al suo ambiente, alle pressioni sociali, insomma ai condizionamenti ambientali e individuali.

Le mie relazioni famigliari

Di vita in vita, mi sono sempre confrontata con la negazione di coloro che mi erano accanto. Mai riconoscendo il mio valore o addirittura osteggiandolo, ho permesso loro di costruire intorno a me una vera e propria gabbia, in cui ho vissuto per lungo tempo del tutto priva di voce, con scarsissima libertà di azione e nessuna capacità di accoglienza di nuove possibilità creatrici.

➢ Il rapporto con mia madre

Per mia madre la sua autorità genitoriale non va mai messa in discussione.

A sua volta non ha mai contestato l'educazione ricevuta, i suoi schemi famigliari e sociali: almeno razionalmente.

A livello inconscio, invece, poiché è stata per un brevissimo periodo in collegio in quanto orfana di padre, credo si sia sentita rifiutata dalla madre e, attraverso questa introiettata, ha poi negato me come figlia.

Ma in definitiva, accogliendo l'altra madre, ha anche negato sé stessa come tale.

In quella duplice negazione il Barbablù annidato nel suo cuore ha totalmente svisato il nostro rapporto: ha dato spazio all'EMULAZIONE per riaffermare il suo potere di donna, facendo emergere la sua femminilità a scapito della mia.

Ma soprattutto ha trasformato l'autorità genitoriale in AUTORITARISMO, in quanto convinta con tutti, ma ancor più con me, di essere sempre nel giusto.

La sua imposizione-prevaricazione è sempre stata innanzitutto verbale: di solito insinuante e ripetitiva, forse convinta che la goccia ripetuta scava la pietra; a volte anche palesemente collerica; altre ancora esercitata attraverso il sottile e ben nascosto meccanismo del ricatto-manipolazione.

E quando mi arrabbiavo, per cui lei percepiva il mio allontanamento fisico e/o emozionale, mi circuiva con mille pretesti... amorevoli, facendo così leva sui miei sensi di colpa per riattivare il suo circuito di potere e controllo.

Per tantissimi anni ho subito il suo fascino, credendo a una madre né possessiva né autoritaria, forse anche perché solitamente non s'imponeva gridando come mio padre!

Anche quando l'ho conosciuta per davvero ho creduto che prima o poi sarebbe stata capace di vedermi e di accettarmi come "altra": con altre esigenze, altre idee diverse dalle sue.

Questo finché non è caduto definitivamente dai miei occhi il velo dell'illusione, capendo che mai si sarebbe rapportata al mio universo di sogni e bisogni e prendendo atto che il suo rapporto con me è solo di mero senso del dovere e del tutto privo di una comunicazione affettivo-sensoriale.

Non solo, nel tempo ho percepito scostante persino la sua anima nei miei confronti, un po' come chi tiene a una sorta di distanza di sicurezza colui che non riconosce.

Questo mancato riconoscimento-accettazione della mia individualità (con un corpo, mente, cuore e anima), mi ha fatto sentire ovviamente *non amata come figlia*.

E poiché le sue parole sono state non solo impositive, ma anche critiche e negative, continuamente rilevando ogni mia inadeguatezza secondo il suo punto di vista, non mi sono sentita riconosciuta nemmeno nel mio *valore di donna*, in tutti i miei ruoli.

La negazione costante alla mia sottile richiesta d'amore mi ha contratta continuamente in difesa, chiudendomi nelle mie paure.

Ogni volta poi che mi scontravo, in qualsiasi altro ambito relazionale, con un'altra negazione-delusione, a livello più profondo mi giudicavo non meritevole d'amore, anche se in realtà mal sceglievo "l'oggetto dei miei desideri".

Aumentava così la disistima di me stessa e *si moltiplicavano le mie paure*.

In queste, per di più, mia madre mi ha lasciata sempre sola, senza mai una vera parola di conforto, il vero calore di un abbraccio.

Inoltre, *negandomi come figlia, poteva realizzare il suo spirito materno solo col figlio maschio.* E questo ancor più perché una madre non solo si propone al figlio come amante, ma proietta anche su di lui la figura paterna che ha introiettato.

Infatti lei, avendo perduto il padre da bambina e non avendone, quindi, memoria alcuna, ha riempito quell'assenza su due fronti: ha sviluppato un esasperato rispetto-venerazione per la figura maschile in generale e ha cercato il mancato riconoscimento paterno in uno sviscerato amore per mio fratello: manifesto o sotteso, ma costantemente discriminante nei mei confronti.

Tuttavia mai ho invidiato quest'amore, oltretutto perché, costruito ovviamente su quegli stessi schemi educazionali con cui ha cresciuto me, ha comunque la valenza limitata e limitante del possesso. E, avendo mia madre dimostrato sempre una profonda avversione in genere per ogni smanceria affettiva, per ogni debolezza che evidentemente nella sua mente e nella sua anima la riportano al femminino rifiutato, ha comunque negato a mio fratello ogni tenerezza, così come a me e a tutti gli altri, compreso mio padre. Nei confronti di questi ha evidenziato nel tempo una conflittualità sempre più accentuata, contestando, seppure più a parole che a fatti, proprio quell'autorità maschile che aveva sempre venerato.

Da parte mia, crescendo, ho assorbito a livello sottile quell'ostilità, che si è concretizzata nell'adolescenza come *paura-timidezza verso il maschio in generale* (anche per gli stereotipi paterni sulla sessualità, ritenuta prerogativa unicamente maschile) e in seguito come *negazione del presunto potere e dell'arroganza maschile:* di mio padre innanzitutto e poi di ogni partner-Barbablù che a lui mi riconducesse per inconscia scelta.

Per la potente forza oppositiva di mia madre a livello affettivo, epidermico, mentale ed energetico verso il proprio e, quindi, il mio femminile e per il ruotare del suo mondo emozionale intorno alla figura maschile e in particolare del figlio, a me non rimaneva che una sola possibilità di esistenza: *essere come lei per essere amata,* per essere accettata, per essere in qualche modo partecipe della sua vita, così rinunciando del tutto alla mia autonomia psichica.

Sicché, dopo il mancato riconoscimento materno della mia identità di donna, mi trovavo a essere soffocata da *una seconda negazione proveniente da me stessa, proprio a causa del mio allinearmi inconscio a quel modello di donna che aveva sempre negato la sua parte femminile.*

❖ Il piacere

Non vivendo mai il piacere di una femminilità riconosciuta, mi era esclusa anche la possibilità del piacere in senso lato, perché qualsiasi input negativo che mi riportasse alla negatività materna, attraverso le mie membrane cellulari scatenava una risposta, ormai codificata nella mia mente inconscia, di dolore e conseguente malattia. Anche la successiva, compresa necessità di una ricerca del piacere inteso come benessere psico-fisico e guarigione, non aveva altri strumenti di espressione che quelli codificati (negazione e dolore).

Per cambiare e guarire occorreva *risollevare il mio piacere in senso lato da quella confinazione: il dolore per la mia femminilità negata e, ancor prima, il dolore per la negazione del mio godimento di neonato-infante,* inteso quale semplice riflesso di suzione e di contatto col seno e col corpo materno.

Non solo, ancor più a ritroso *occorreva risolvere il dolore karmico di quelle negazioni,* consolidatosi attraverso più vite.

A tal fine non avevo altra scelta che vivere fino in fondo quella negazione-dolore, pian piano analizzandone tutti gli aspetti e ripulendola di ogni zavorra emozionale, di ogni sovrastruttura isterica[12], di ogni retaggio animico negativo, di ogni memoria

---

[12] Isteria è ciò che il soggetto manifesta in sostituzione della dichiarazione di una sua vera necessità o pulsione primaria.

conflittuale. Solo con questo processo avrei potuto ristrutturare in me, adulta, il mancato godimento dell'infante e comprendere, quindi, il piacere, quello vero: non della semplice soddisfazione sensoriale o dell'appagamento mentale nel raggiungimento di un bene-obiettivo, ma quello di vivere a ogni livello in armonia con sé stessi e con gli altri; il piacere di essere, di sentirsi e viversi nella propria totalità e unicità.

E, quel piacere comprendendo, avrei potuto anche alimentare la fiamma della passionalità con cui approfondire ed espandere sempre più le mie potenzialità.

Non solo, avrei anche pian piano cominciato a trasformare la mia ribellione e il mio dolore in una distaccata accettazione.

❖ Il taglio del cordone ombelicale

Mi ci è voluto molto tempo, ma alla fine sono riuscita a dissotterrare tutti i giochi di mia madre, anche i più nascosti: gioco dell'apparenza e del dovere, del falso buonismo e dell'ipocrisia; gioco della falsa condiscendenza finalizzato all'asservimento; gioco del possesso e dell'autoritarismo: a volte grandemente manifesti, altre sottilmente esercitati, ossia nascondendo le sue intenzioni dietro le reazioni e parole altrui (soprattutto quelle di mio padre), con furbizia sollecitate a favore della sua causa.

Quando nella mia nuova coscienza ho cominciato apertamente a ribellarmi a quei giochi, mia madre si è finalmente accorta della mia esistenza, ma solo come nemica: la mia opposizione era ovviamente inaccettabile secondo lo schema di cieca ubbidienza alla sua superiore visione. E quanto più mi si palesava la sua vera essenza, in netto contrasto con l'immagine idealizzata che avevo di lei, tanto più mi distaccavo dal mio bisogno d'amore materno e quindi dal mio ruolo di figlia, privilegiando la donna. Un processo quanto mai laborioso e doloroso, in cui più volte mi sono sentita destabilizzata perché priva di riferimenti: priva di una continuità, della possibilità di vedere in lei me stessa, di specchiarmi in lei per riconoscermi.

➢ Il rapporto con mia figlia

Significativo è stato anche il mio apprendimento attraverso i conflitti con mia figlia. Con lei credo di aver sempre saputo esprimere la mia affettività, nel suo bisogno di coccole riconoscendo il mio, che mia madre non aveva mai soddisfatto. È vero, poche volte sono riuscita a giocare con lei, ma ritenevo di averle sempre dato l'attenzione necessaria per potermi comunicare disagi, aspirazioni e bisogni, ossia una qualsiasi emozione, positiva o negativa, che intuissi in lei.
Ma evidentemente mi sbagliavo.
Lasciò la nostra casa a diciassette anni per andare a vivere col padre, manifestandomi la sua decisione solo pochi minuti prima di andarsene, mentre faceva le valigie e urlandomela piena di livore: nemmeno una persona torturata e schiavizzata a vita avrebbe avuto una reazione tanto aggressiva! Il suo bisogno di libertà, che secondo lei io non le avevo mai dato, fu la sua giustificazione immediata.
Ma… quale accoglienza avrei mai potuto dare a richieste d'indipendenza mai ricevute!?
Forse, non avendo ancora costruito la mia autonomia di donna staccandomi da mia madre, non sono stata capace di vedere il bisogno di mia figlia di essere "altra" da me, ma di sicuro lei non mi aveva mai apertamente manifestato alcun malessere in tal senso. Sta di fatto che quel giorno fui completamente travolta dalla violenza della sua decisione che, seppure apparentemente immediata, con ogni evidenza doveva avere un minimo di premeditazione e organizzazione. Mi sentii tradita e abbandonata ancora una volta.
Sorpresa, gelo, rabbia, ma soprattutto un dolore disumano si alternarono in me.
In quel grumo così distruttivo *vissi la brutale uccisione non solo del mio ruolo di madre, ma di tutta la mia individualità.*
Dovendo quindi in qualche modo prendere le distanze da quella morte totale, il mio istinto di sopravvivenza la proiettò fuori di me: mentre mia figlia usciva dalla nostra casa, vidi

letteralmente un feretro che si allontanava dietro di lei.

Per un certo periodo ogni nostro incontro si trasformò in una zuffa verbale di violenza inaudita: la mia collera era viscerale almeno quanto la sua.

Solo dopo aver molto lavorato su me stessa, perché io ero l'adulta che doveva comprendere, alla fine chetai il mio risentimento. E, finalmente lucida, capii la vera ragione della sua partenza, che lei stessa mi confermò qualche mese dopo in una lettera inviatami per la festa della mamma: "... *Non ho deciso di andar via di casa perché non sopportavo più la tua presenza, il tuo opprimermi o il tuo carattere. Sto cercando, come tu sai meglio di me, di prendermi ciò che mi spetta, l'amore che non ho avuto da mio padre, il mio posto nel suo cuore. Probabilmente non ci riuscirò, ma devo provarci!*"

Se me lo avesse saputo dire prima e con questa chiarezza, io stessa le avrei preparato le valigie, seppure soffrendo per la delusione che sapevo per certo avrebbe avuto.

Infatti, come prevedevo, il tentativo di riconquista paterna fallì e mia figlia, dopo circa due anni, si ritrovò sull'orlo di un precipizio, dove il mio cuore di madre non poteva lasciarla: cercando di non ferire troppo il suo orgoglio, mi adoperai dolcemente per riaccoglierla. E, fermamente credendo che fosse possibile rimarginare la frattura profonda che ci aveva divise allora, m'impegnai con tutte le mie forze nella ricostruzione del nostro rapporto, giorno per giorno riscoprendo il mio amore per lei più forte di prima: forte della compassione per il suo dolore, per le sue difficoltà, per le sue aspettative deluse.

Per un breve periodo lei si leccò le ferite, in me cercando appoggio e comprensione, ma poi riprese velocemente a graffiare il mio cuore e a pestare la mia anima: a volte con una manifesta indifferenza, ribadita anche verbalmente; altre ripetendomi: "*Noi non siamo una famiglia perché una famiglia è tale solo c'è anche un padre*"; altre volte ancora provocandomi con la violenza delle sue risposte: per il semplice gusto di farlo o per difendersi là dove, secondo i suoi paletti mentali, io andavo oltre la sua tollerabilità di ascolto.

Ho dovuto imparare a salvarmi dal suo eterno sentirsi in credito e a difendere il mio spazio dalla sua aggressività, ancora una volta risolvendo la mia rabbia ed elaborando il mio lutto per una perdita che mi appariva sempre più definitiva.

E intanto mi domandavo se la mia separazione dal padre potesse essere la causa dei nostri conflitti, perché assai più distruttiva e profonda per lei di quanto per anni avessi creduto.

E come uno schiaffo in pieno viso mi arrivò quest'improvvisa intuizione: la causa è l'*ESSERE MIA FIGLIA, biologicamente parlando, e non la figlia soltanto di suo padre.*

Credo che, non esistendo una relazione affettiva fra me e lui, lei si sia ritrovata nell'impossibilità di vivere il suo complesso di Edipo "normalmente", perché non ha avuto la necessità di dover stornare l'attenzione del padre, rivaleggiando con me.

Passando attraverso la rabbia-delusione per il suo tentativo fallito di conquista del padre e la consapevolezza, forse, di alcuni tratti caratteriali che oggettivamente l'avvicinano a lui, quell'impulso inappagato in lei di sottrazione paterna alla madre si è esasperato e si è trasformato nella NEGAZIONE-UCCISIONE DELLA MIA IDENTITÀ: non per valorizzare sé stessa, ma unicamente per salvare, "tenere in vita" la figura del padre, assente fisicamente e affettivamente.

Se fosse solo figlia sua, e non anche mia, non dovrebbe in qualche modo reggere il confronto con le mancanze del padre anche attraverso me. In altre parole, se io non esistessi, lei sarebbe l'unico, insindacabile metro di giudizio per lui; un giudizio da lei ben espresso dopo il suo ritorno a casa: "*Non m'importa se non mi amerà mai, perché comunque io l'amerò sempre di un amore incondizionato*".

Grazie a lei ho bevuto fino in fondo il calice amaro delle aspettative deluse, della ricerca autodistruttiva di un amore che ci si ostina ad aspettarsi come "normale", solo perché lo abbiamo deciso noi per mille motivi diversi.

E quando un giorno, a causa di un nostro alterco, la mia

esplosione di rabbia mi portò ad un fortissimo e prolungato dolore fisico, finalmente decisi che non potevo più pagare quel prezzo. Capii che non si può colmare il vuoto di nessuno, nemmeno di una figlia: ciascuno deve trovare in sé stesso la pienezza che gli occorre.

L'amore non discute, non rimprovera, non ferisce, non impoverisce, ma anche… non chiede, non aspetta e soprattutto non subisce.

Ogni giorno devo ricordarmi di questo; ogni giorno spero per il suo bene che anche lei trovi la sua strada di salvezza come figlia e madre, perdonandosi per la sua presunta incapacità di farsi amare dal padre, oggetto perduto o mai avuto dei suoi desideri, per divenire finalmente una donna unica: libera dai suoi Barbablù e consapevole della sua grandezza.

> ## ➤ Il rapporto con mio padre

Il filo conduttore con cui mio padre si relazionava[13] con tutti seguiva una sua personale logica, che non mancava mai di sorprendermi per lo straordinario numero di neuroni del suo cervello sintonizzati solo… su sé stesso: discutere con lui voleva dire trovarsi davanti a un'altalena continua e collerica di affermazioni e negazioni, purché salvo fosse il suo tornaconto o comunque la sua opinione preconcetta, pretestuosa, presuntuosa, arrogante.

Non ha mai avuto nessuna vera comprensione per le esigenze altrui, perché i suoi problemi erano sempre più grandi; nessuna stima autentica per chicchessia, perché lui valeva sempre di più; nessuna fiducia negli altri, perché si fidava solo di sé stesso. Era l'elogio vivente della follia egoica e celebrativa della sua genialità e dell'imbecillità altrui; della follia del non-senso, seppur spacciato per grandezza come nessun altro mai, a suo avviso, possedeva o mai avrebbe potuto possedere.

---

[13] È morto nel 2019

Neppure a noi figli riusciva ad attribuire un valore, seppur minimo, di qualsiasi tipo: grandezza, intelligenza e perfezione erano solo suo appannaggio esclusivo.

Inoltre, in virtù del fatto che ha cresciuto noi figli, si sentiva eternamente in credito nei nostri confronti.

Per anni ho cercato di arginare la sua collera, nel tentativo di ricavarmi uno spazio in cui poter respirare e crescere, ma il mio rapportarmi con lui non solo non è mai stato costruttivo per la sua incapacità di ascoltare chicchessia, ma anche per me estremamente faticoso perché alla sua violenza verbale contrapponevo la mia, sul suo modello costruitasi, la cui negatività mi ritornava come un boomerang tanto più pesante quanto più aumentava negli anni la mia consapevolezza.

La mia ribellione alla sua autorità è stata tanto più accesa quanto più mia madre, fortemente determinata a dividere il suo spazio da lui, lo ha delegato a quel ruolo di autoritarismo, ogni volta a lui rimandandomi per una qualsiasi decisione che s'identificava sempre con un diniego; autoritarismo dietro il quale lei nascondeva astutamente il suo, giacché sapeva in partenza che la proibizione di mio padre era anche la sua!

Completamente soggiogata dal potere di mia madre, avevo spostato l'asse del mio conflitto totalmente verso mio padre, non solo continuamente e aspramente contestandolo e criticandolo, ma anche vivendo per anni la rivalità tipica del figlio maschio nel cercare di sottrargli la preda, mia madre, per difenderla.

Questa mia ribellione nei confronti di mio padre non mi aveva però mai spinta letteralmente fuori di casa, men che meno fuori dal rapporto, perché mai l'avevo messo per davvero in discussione nella profondità del mio essere.

Infatti in ogni conflitto c'è un duplice aspetto: il veleno emozionale che esplode e fluisce in superficie, dissolvendosi e l'altro, nella profondità del proprio essere, delle cui radici occorre prendere coscienza perché altro veleno non generi.

Solo quando all'ennesima esplosione rabbiosa di mio padre mi sono dovuta confrontare con una mia reazione collerica decisamente devastante, non ho più potuto negare in me il veleno che, subdolamente nascosto sotto la cenere, aveva minato con metodicità e sistematicità la mia libertà e integrità. Anche in seguito continuò a guizzare fra noi qualche focolaio residuo di collera, come una combustione improvvisa che mi destabilizzava, per poi ridefinirmi in un nuovo, precario, equilibrio.

Sapevo tuttavia che il tutto si sarebbe dissolto completamente quando avrei finito di pescare in tutti gli antri della mia cantina, anche quelli più bui, confrontandomi con l'ultimo scheletro ivi seppellito.

La mia incapacità di ribellarmi per davvero a mio padre si è sempre accompagnata anche all'incapacità di confrontarmi con quello stesso autoritarismo nel sociale.

Non solo, ma ha condizionato anche i miei rapporti di coppia, inconsciamente scegliendo uomini che mi riproponevano quel modello odiato, nel vano tentativo di annientarlo; vano perché, pur separandomi poi dal partner, il mostro Barbablù che continuava comunque a vivere acquattato nell'angolo più buio della mia psiche, silenziosamente distruggeva solo me!

La barba dello sposo

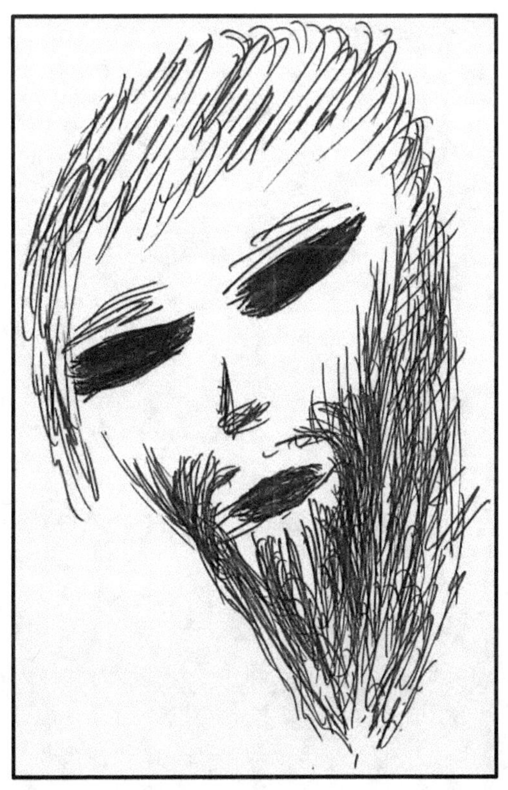

I conflitti sono stati più forti
della consapevolezza

La fanciulla quando decise di sposare Barbablù lo fece perché, completamente soggiogata dal suo fascino misterioso, pensava che la sua barba non fosse davvero blu.

La giovanetta della favola non aveva riconosciuto in lui il predatore e per questo lo aveva sposato!

Il mostro interiore, non ancora riconosciuto dentro di lei, le aveva impedito di difendersi dall'altro fuori: era troppo ingenua per comprendere che il fascino del suo corteggiatore nascondeva una perversione; troppo inesperta per non restare abbagliata dalle sue false promesse.

Anch'io avevo più volte sposato il mostro nei miei rapporti affettivi: con ogni evidenza non avevo saputo ascoltare alcuni campanelli d'allarme, perché la scelta era stata orientata dall'altro mostro, in me interiorizzato ormai da molte vite e al quale avevo dato sempre più tutto il potere schiavizzante che gli serviva per distruggermi.

Ogni mia relazione, per un verso o per l'altro, mi aveva imprigionata nelle maglie di una rete da me stessa creata con l'ingenuità e l'ignoranza: *l'ingenuità* di chi non riesce a credere che l'altro non l'ama; *l'ignoranza* di chi, a quella passività educata, il mostro non sa vedere e il proprio valore non sa riconoscere.

Come in uno stupro si piega l'altro al proprio desiderio sessuale, propria volontà come unica e sola affermando, così in ogni mia relazione affettiva l'altro aveva asservito la mia mente, i miei bisogni, i miei desideri, i miei istinti alla sua utilità, ai suoi schemi, alla sua idea di perfezione e di educazione.

Stupro della mente, stupro del cuore, stupro dell'anima: questo l'abominio, il massacro che avevo permesso al Barbablù dentro e fuori di me, mentre anno dopo anno un cumulo di emozioni suicide si stratificavano, soffocandomi sempre più.

La rabbia… di chi si sente insultata nella sua integrità, vista dall'altro solo se ritorna come valore aggiunto al suo potere; rabbia di chi si sente continuamente prevaricata, in un contenzioso in cui l'altrui intelligenza è l'unica illuminata!

Il dolore… di chi nega le sue necessità, quelle dell'altro subendo come proprie.

La paura… che blocca, che ti toglie il sapore di vivere; paura che non vorresti più sentire.

Il potere nocivo di tutte le mie relazioni era stato più forte di quello della mia consapevolezza: il Barbablù dentro di me, che avevo favorito quanto più avevo negato la mia prigionia affettiva, si era dispiegato anno dopo anno in tutta la potenza della sua follia omicida, prima sotterranea e poi sempre più manifesta, fino a sedimentare in quei noduli al seno.

Il mostro mi aveva ormai acciuffata per i capelli e sentivo le sue dita conficcarsi nella mia carne, le sue urla graffiarmi l'anima, ancora e ancora.

Sebbene avessi avuto dalla mia parte l'Universo intero ad istruirmi, la risoluzione di quegli schemi e conflitti stava con ogni evidenza tardando: forse perché si erano consolidati attraverso molte vite, ma di sicuro perché il complesso studio dei condizionamenti dell'inconscio e delle pieghe dell'anima e del cuore era per me ancor più difficile per la difficoltà di vivermi nella mia valenza divina.

Ma, seppur conscia di questo, sentivo comunque in me *il peso della mia imperfezione*, causa della malattia, per cui inizialmente non riuscii ad accettarla, così come la rabbia e il dolore che ne erano conseguiti: non rientravano nella mia idea di ciò che doveva essere un cammino evolutivo!

Poi pian piano compresi che tutto ciò che ci accade, nel bene e nel male, ha un suo fine universale e *non necessariamente è "male" ciò che tale ci appare secondo i nostri schemi,* seppur nuovi perché con una nuova coscienza costruiti.

Non si può pensare a sé stessi come a un vaso di sementi che debba dare i suoi fiori quando lo decidiamo noi: quei semi seguiranno le leggi della natura e non quelle delle nostre aspettative!

I fiori del cuore e dell'anima crescono là dove meno attenzione mentale si pone.

Capii inoltre che se ad un accadimento negativo non si dà la valenza di "lezione" per una colpa (qui colpa della mia imperfezione), ma quella più ampia di conoscenza di un nostro limite, ecco che il tutto si alleggerisce nella nuova prospettiva di una crescita che comunque non si è bloccata, ma prosegue secondo i piani misteriosi della propria anima.

Fu in queste certezze che percepii il mio dolore non più come risultato di un conflitto, ma quale espressione di un desiderio di sintesi che non ero riuscita ancora ad afferrare nella sua essenza, seppure avessi impiegato a tal fine le mie migliori energie.

Dolore quindi non più come attrito, ma come ruvido passaggio verso una definitiva e solida guarigione; dolore non come viaggio alla cieca, ma come cammino ben specificato, anche se avevo vacillato; dolore come strada che si sa perfettamente percorribile, nonostante gli ostacoli, perché la meta, seppure non ancora delineata all'orizzonte nella sua nitidezza, era sicuramente ben definita nel mio cuore: bastava saperlo ascoltare.

Dolore di dissonanza d'amore, ma che ero certa si sarebbe trasformato e configurato in armonia d'amore.

E a tal fine dovevo lavorare alacremente e profondamente su tutti quegli schemi relazionali che mi soffocavano; sulle carneficine e scheletri che quelli avevano lasciato nelle cantine di Barbablù che ospitavo dentro di me!

Dovevo cancellare i miei vecchi schemi mentali responsabili di quel massacro.

➢ Il DNA

Il DNA si trova in massima parte nel nucleo della cellula sotto forma di 46 cromosomi: 23 provenienti dall'ovulo materno e 23 dallo spermatozoo paterno.

Il *gene* è un preciso segmento del DNA cromosomico e costituisce un'unità ereditaria in quanto permette la trasmissione ai figli delle caratteristiche di ognuno dei due genitori.

Nel 2000 i genetisti rilevarono che i geni costituiscono solo il 3% del nostro DNA e che l'altro 97% è composto di sequenze di basi azotate che si trovano, ad esempio, tra un gene e l'altro[14]. Quest'ultimo DNA era stato da loro chiamato "DNA spazzatura" (junk DNA), perché non codificava nessuna proteina e non si sapeva a cosa servisse.

Solo nel 2009 dimostrarono che alcune di queste sequenze sono la vera regia di tutto il codice genetico: identificarono *nuovi geni* che fungono da interruttori on-off, ossia come una sorta di pannello di controllo che comanda l'accensione e lo spegnimento di alcuni altri geni a seconda della necessità dell'organismo.
Sembrava, quindi, che quegli "interruttori" fossero capaci di accendersi e spegnersi in autonomia e che esistesse una determinazione genetica delle caratteristiche e della funzione degli organismi.
I fattori genetici sono anche responsabili dell'insorgere del cancro nel 10% dei casi.

---

[14] Scoperta avvenuta attraverso un progetto di ricerca scientifica internazionale (Progetto Genoma Umano), che ebbe come obiettivo principale quello di identificare e mappare i nostri geni dal punto di vista sia fisico che funzionale.

➢ La membrana cellulare

Biologi ricercatori di frontiera come Bruce Lipton hanno però dimostrato che i geni non si governano in autonomia, ma sono controllati dall'ambiente esterno, per cui IL CERVELLO DELLA CELLULA È LA SUA MEMBRANA (e non il nucleo, che è solo il suo centro riproduttivo).

Essa ha infatti dei recettori proteici ai quali si agganciano dei segnali, delle informazioni (provenienti da agenti patogeni, tossine, agenti non fisici, ecc.) che le vengono dall'ambiente circostante: il *mezzo*.

Tali segnali-input informativi sono delle molecole extracellulari, secrete da altre cellule o dalla cellula stessa, che entrano nel nucleo e, attraverso l'attivazione di processi chimici differenti, vanno a controllare l'attività genetica della cellula, innescando i meccanismi utili alla sua sopravvivenza, ossia creando dal DNA le proteine utili allo scopo.

Per Lipton quindi è IL MEZZO CHE MODULA LA CRESCITA, LA TRASFORMAZIONE DELLA CELLULA E NON IL SUO DNA.

Se spostiamo l'attenzione dalla singola cellula ad un insieme di cellule qual è il nostro corpo, appare evidente che il complesso di tutte le membrane cellulari costituisce la comunicazione fra noi e il mondo esterno.

Di conseguenza l'insieme di tutti i loro recettori è rappresentato dai nostri cinque sensi; al mezzo cellulare corrisponde l'ambiente in cui viviamo e l'Universo; i segnali informativi sono le percezioni, ossia tutte le nostre acquisizioni di conoscenza che ci provengono dall'ambiente esterno e dall'Universo tutto, attraverso i 5 sensi e, quindi, un circuito emozionale.

Attraverso il DNA delle cellule dei nervi del nostro corpo (il nostro sistema nervoso periferico) le nostre percezioni vengono trasformate, grazie a proteine effettrici, in vibrazioni che vengono trasmesse come messaggi in codice alle membrane delle cellule del cervello.

Queste "registrano" quindi come acquisizione razionale quel processo e poi lo rinviano alle membrane di tutte le altre cellule del corpo: quelle di organi, tessuti e ghiandole.

Qui si ha la secrezione di quelle molecole extracellulari di cui parlavo prima, che vanno ad incidere sul DNA.

➢ Mente conscia e inconscia

La mente, conscia ed inconscia, è la controparte energetica del cervello.

❖ Mente conscia: onde-pensiero e schemi mentali

La *mente conscia* è la mente autoconsapevole, razionale e creativa; è quella che esprime il libero arbitrio e percepisce stimoli e pulsioni. Essa si configura come una complessa propagazione di ONDE-PENSIERO, le quali hanno uno sviluppo-evoluzione che permette di interconnettere i vari individui fra loro, rendendo così possibile la comunicazione.

Queste onde-pensiero, inoltre, rifrangendosi sui vari oggetti, si moltiplicano e danno vita alle onde-figlie.

Tutte, madri e figlie, agganciandosi per contiguità le une alle altre, generano vere e proprie creature a sé stanti: le FORME-PENSIERO, che, liberamente viaggiando, possono portare lontano da noi quelle informazioni, positive o negative, che in pratica contengono.

Inoltre, grazie alla peculiarità di agganciarsi non solo per contiguità ma anche per somiglianza e affinità energetica, possono ramificarsi, raggiungendo così schemi simili, anche molto lontani, e assumendo dimensioni e forza estremamente superiori a tutti gli altri pensieri che partono, per così dire, disorganizzati. Tale forza permette loro di sedimentare in stereotipi che esistono di per sé (gli ARCHETIPI) e che, radicandosi profondamente nelle coscienze, si trasformano in *autentici modelli di comportamento.*

Questi schemi sono quelle che il biologo cellulare Bruce Lipton chiama le nostre CREDENZE, frutto dell'apprendimento diretto o indiretto.

Quello diretto deriva dalle nostre esperienze ripetute nel tempo e che portano poi alle abitudini.

Quello indiretto è il frutto della trasmissione in noi delle esperienze e acquisizioni altrui, per cui potrebbe risultare non veritiero se l'informazione ricevuta o la nostra interpretazione fosse scorretta.

Le credenze sono quindi tutte le nostre convinzioni morali e religiose costruite sulla nostra esperienza; ma anche i condizionamenti famigliari e sociali, ossia quei programmi comportamentali che acquisiamo con l'educazione ricevuta, semplicemente osservando i genitori, i fratelli, i coetanei e gli insegnanti[15].

Quando le credenze con la loro ripetitività finiscono col radicarsi nella capacità mnemonica del nostro DNA, lì si fissano come IMPRINTING GENETICO, condizionandoci anche attraverso più generazioni.

❖ Mente inconscia e automatismi

La mente inconscia è quella reattiva, automatica.

Secondo Lipton la mente inconscia è infatti una sorta di meccanismo rigido, di nastro preregistrato, ossia costituito da *programmi predefiniti che gli derivano proprio da quell'apprendimento (*CREDENZE*) e dalla genetica.*

Quando i programmi di questo nastro vengono raggiunti da un

---

[15]Sono quei programmi che acquisiamo soprattutto nell'età fra 0 e 6 anni quando il cervello lavora principalmente utilizzando le onde theta. Queste creano uno stato mentale ipnagogico (tipico della fase di transizione dalla veglia al sonno e viceversa), per cui il bambino vive in una sorta di stato di trance, assorbendo direttamente nel proprio subconscio le convinzioni e le credenze altrui, anche quelle negative relative a sé stesso.

dato segnale (percezione), si attivano degli *automatismi.*

Essi sono psico-fisici quando si attuano delle risposte prestabilite nel corpo.[16]

Sono invece *comportamentali* quando vengono richiamati i modelli di comportamento (ARCHETIPI). Quando cioè la mente inconscia si accorge di vivere una situazione che le richiama un'altra che aveva già conosciuta, ci offre in risposta lo stesso schema emotivo e razionale che allora aveva ritenuto più idoneo. Se ad esempio in una relazione affettiva si reagisce in modo rabbioso a determinate parole o atteggiamenti dell'altro, quasi sicuramente la nostra risposta non è una conseguenza logica alla situazione che si sta realmente vivendo, ma una reazione scatenata automaticamente dal ricordo di un accadimento precedente, simile al momento contingente; ricordo-condizionamento che affonda le sue radici nella vita attuale o anche in quelle precedenti.

COME SI ATTIVANO QUESTI AUTOMATISMI?

Proteine effettrici trasformano tutte le nostre percezioni sensoriali e le nostre credenze in vibrazioni che, attraverso circuiti emozionali, arrivano al cervello, innescando quelle risposte già codificate.

Le stesse vibrazioni incidono anche sulla chimica e la genetica di tutte le altre nostre cellule, in definitiva sulla funzionalità o meno del nostro corpo.

> **Comportamento errato e malattia**
> **(e determinazione della malattia)**

Quegli automatismi comportamentali possono essere positivi o negativi, a seconda della percezione-vibrazione da cui sono richiamati.

L'input di una *credenza negativa* o di altre percezioni negative quali lo stress o i conflitti (tra sé e Sé oppure con gli altri),

---

[16] Ad esempio il respiro, il flusso sanguigno, il metabolismo, ecc.

determina uno shock di tipo fisico e/o psichico che, mediante l'emozione che lo accompagna, richiama una risposta automatica negativa (COMPORTAMENTO ERRATO).

La mente inconscia con la sua straripante presenza (il 95% della mente tutta) boicotta continuamente le ambizioni, i desideri e le aspirazioni di quella conscia, ingabbiandola, schiacciandola con lo stereotipo di quei modelli comportamentali sbagliati.

Secondo Lipton lo *stesso shock che richiama un comportamento errato può determinare anche un errore nella chimica cellulare e nella funzionalità di un organo, generando una* MALATTIA.

Comportamento errato e malattia possono perpetuarsi di vita in vita: il primo si concretizza come *NODO KARMICO;* l'altra come *ERRORE GENETICO,* per cui esiste la DETERMINAZIONE DELLA MALATTIA.

Lo stesso per il medico tedesco Hamer[17], per il quale essa è infatti determinata da uno shock violento ed inaspettato, un conflitto emotivo grave.

Diversa la posizione dei due sulla *predeterminazione genetica.* Un determinato conflitto per Hamer provoca necessariamente la malattia (anche se non esclude poi la possibilità dell'individuo di guarirsi).

Per Lipton invece non esiste una prevedibilità ed ineluttabilità della malattia. Essa non è il risultato solo di un'informazione genetico/evolutiva, stuzzicata da un conflitto, ma il risultato di un conflitto (tra sé e Sé, col proprio pensiero, con gli altri, con l'ambiente) che va ad agire a livello delle membrane cellulari, modificandone il funzionamento: membrane che rappresentano la nostra comunicazione informativa dentro di noi e fra noi e l'esterno.

Per cui se si espande la propria consapevolezza prima ancora

---

[17] Ryke Geerd Hamer ha elaborato, a partire dal 1981, una medicina alternativa conosciuta come Nuova Medicina Germanica (NMG).

che si manifesti la malattia, cioè se si cambia il proprio modo d'interagire fra sé e sé e col mondo circostante, si possono modificare le nostre percezioni, inviando così alle proprie cellule un messaggio non più conflittuale, ma capace di riprogrammarle e guarirle.

E come la memoria evolutiva genetica anche quella karmica non è un patrimonio immodificabile, ma un'informazione che si può cambiare, ancor prima che si manifesti l'errore.

➢ Necessità di cancellazione dei vecchi schemi mentali

È quindi evidente la *necessità di rimpiazzare i nostri vecchi schemi mentali con dei nuovi codici di comportamento*, anche se si tratta di un'impresa assai difficile per la forza intrinseca della risposta automatica, profondamente radicata nella nostra memoria cellulare.

Tale sostituzione dei vecchi modelli è ancor più necessaria perché può portare anche ad un altro risvolto: la risoluzione a catena di schemi analoghi, generatisi a monte dalla coesione di onde-pensiero simili e, quindi, energeticamente affini.

Per esempio nel momento in cui mi sono opposta allo schema di una specifica imposizione materna, per cui la bambina in me si è finalmente trasformata in donna di fronte a mia madre, ho infranto anche lo schema-tabù di tutte le altre sue aspettative-giudizio sul mio modo di vivere secondo un suo modello di perfezione; un modello che per la potenza della sua forza coercitiva mi aveva costretta fino a quel momento ad essere come lei voleva che io fossi.

Non solo, rompendo quegli schemi di provenienza materna, man mano mi sono lasciata condizionare sempre meno anche dal giudizio di mia figlia e di tutti gli altri in generale.

Per dare ai nuovi schemi mentali e comportamentali la possibilità di insediarsi, è necessaria una vera e propria cancellazione di quelli vecchi sabotanti e autolimitanti. Come

fare? Grazie ad un altro *"programma-schema" di transizione*.
E poiché, come ogni altro programma, avrà una sua struttura,
una sua definizione, come costruirlo?

Attraverso un vissuto di continua OSSERVAZIONE DEL
CONTESTO RELAZIONALE, individuando eventuali conflitti
emozionali residui, sedimentati nei meandri più profondi della
nostra mente; conflitti che con l'asservimento-negazione della
nostra identità possono essere i responsabili della nostra
malattia.

E in quell'analisi dando spazio alla nostra intelligenza innata e
alla nostra capacità autogenerativa, pian piano si accetterà
dentro di noi ogni possibile faccia della verità, al fine di
riunificarle poi nell'unica possibile: AMORE.

Però non si può dire la Verità a sé stessi se non la si desidera
per davvero: non bisogna cioè opporsi alla sua capacità
espansiva e alla sua potenza sconvolgente quando ciò che si
ascolta e si vede arriva all'anima.

Inoltre, perché la verità si faccia largo, comprendendo le
contraddizioni-manifestazioni di ogni dualismo e conflitto,
ossia ogni meccanismo e processo evolutivo del nostro
illusorio mondo delle forme, si deve anche vincere la FORZA
OPPOSITIVA DELLA PAURA, realtà dominante di quel mondo.

I miei conflitti irrisolti

In quest'analisi-osservazione delle mie relazioni, finalizzata quindi alla mia guarigione definitiva, trasformando tutti gli eventuali segnali negativi in positive informazioni per le mie cellule, fu destabilizzante rendermi conto dei miei tanti condizionamenti che ancora generavano in me una frattura tra ciò che andavo raggiungendo con la mia espansione e consapevolezza (quindi libertà individuale) e ciò che era il mio retaggio di non-libertà e di costante accondiscendenza alla volontà altrui.

➤ Disatteso amore per me stessa

Nel rapporto con mia figlia, per studiare il ripetersi degli schemi e quindi dell'errore, pian piano ridefinii il modello-schema di mia madre dentro di me (*madre psichica*) attraverso un continuo scambio di ruoli, ossia agendo con mia figlia non solo come madre ma anche come figlia, a seconda se introiettavo o proiettavo fuori di me quel modello.
Inoltre osservandomi come *figlia* compresi che, poiché ancora l'attenzione di mia madre avrei voluto risvegliare, nell'assenza di quel riconoscimento "fuori" cercavo rifugio e amore in quella madre interiore, per cui diventavo *figlia di me stessa*.
In quest'altalena anche mia figlia aveva la mia stessa difficoltà di affermarsi come donna, per cui uccideva in me la madre, come mia madre uccideva in me la figlia. E poiché in questo scenario della mia metà al femminile io mi riconoscevo solo nei ruoli di figlia e di madre, queste due uccisioni-negazioni mi portarono a disconoscermi nella totalità del mio essere donna. Di fatto il tumore, avendo scelto per le sue calcificazioni quale luogo di elezione il seno, simbolo per eccellenza di femminilità, assunse ai miei occhi proprio quella specifica valenza: *negazione/uccisione della mia identità di*

donna e, quindi, di madre e di figlia.
Inoltre, non riconosciuta nella mia peculiarità di madre, non ero riuscita ad essere tale per me stessa, facendomi almeno il dono della compassione e dell'amore quali solo una madre sa donare. Sicché quei noduli cancerogeni, attraverso l'amputazione del mio seno, esprimevano anche la negazione del latte in quanto nutrimento-amore, diventando il simbolo, appunto, del mio *disatteso amore (materno) per me stessa.*

➢ **Negazione della mia Divinità**

Nella professione di fede cristiana il Figlio "siede alla destra del Padre", ossia la destra è simbolicamente il lato in cui la Divinità ha dato spazio alla sua incarnazione.
È anche il lato del nostro corpo in cui noi simbolicamente poniamo l'altro nel relazionarci a lui, negando la nostra unità e divinità a favore del duale. Ed è in questo dualismo col partner, chiunque esso sia, che si gioca tutta la nostra capacità di non dimenticare che è anche in noi quel Principio Divino che è nell'altro. Quando lo dimentichiamo, dando più potere a lui fino a distruggerci, il Figlio/partner non è più la nostra Divinità riconosciuta, ma la Divinità… dalla quale ci facciamo sostituire. In quest'ottica il tumore al seno non fu solo l'espressione di una negazione del mio essere donna, e quindi madre e figlia, ma anche la *negazione di me in quanto donna-Divinità,* perché nel mio rapporto con la partner-madre e la partner-figlia diedi loro, per l'appunto, il potere di una negazione totale, amplificata dall'incapacità di riconoscere la mia divinità, perché non apparteneva neanche a loro.

➢ **Il mio conflitto al maschile**
(Doppio yang e il mio nodo dell'abbandono)

La dualità dell'energia che alimenta l'universo e ogni aspetto e forma nella nostra vita è espressa dai due concetti yin e yang del taoismo[18].

Il primo simboleggia l'aspetto femminile, intuitivo e introverso della nostra personalità; l'altro la valenza maschile, estroversa e razionale.

I due si alternano in un movimento ciclico che si ripete continuamente e che è rappresentato dal simbolo del Tao[19].

Il seno è yin in quanto da sempre simbolo di femminilità e maternità; ma anche perché si trova nella parte anteriore del corpo, considerata yin.

Mi convinsi pertanto che il tumore mi avesse evidenziato solo i miei conflitti al femminile.

In realtà, poiché esso interessava in particolare il seno destro, dentro di me si stava giocando un conflitto anche al maschile, in quanto il lato destro del corpo è yang.

L'urgenza di risolvere i miei conflitti di madre e di figlia e l'animosa contestazione solo verbale nei confronti di mio padre, fino a quel momento avevano purtroppo completamente stornato la mia attenzione dal potere distruttivo dell'altro nemico che sparava all'impazzata, seppure nascosto dietro la palizzata: il mio prepotente e arrogante yang.

Anzi... *doppio yang, ormai interiorizzato* e sedimentato dentro di me: L'*ARROGANTE AUTORITARISMO PATERNO* (esercitato direttamente da mio padre biologico e indirettamente da quello psichico) e L'*ANOMALO AUTORITARISMO MATERNO* (esercitato direttamente dalla connotazione maschile di mia madre biologica e indirettamente da quella psichica).

Quello yang era stato il mio sovrano assoluto, in quanto responsabile sicuramente del mio *conflitto al maschile* (nel

---

[18] Dottrina filosofico-religiosa cinese che si sviluppa principalmente intorno al concetto del Tao.

[19] Tao ☯: la "Via", da cui tutto ha origine, che è un attributo dell'Infinito assoluto.

rapportarmi a mio padre e ad ogni altro uomo incontrato); ma anche *di tutto il mio conflitto al femminile*: la parte destra del corpo è il simbolo del padre e ci parla del rapporto con la madre, per cui era il generatore del mio modo di vivere come figlia e madre[20], quindi della mia costruzione di donna.

Per anni infatti la mia femminilità, la mia parte istintuale e sensitiva era rimasta intrappolata sotto il peso di quel doppio yang introiettato, anche perché avevo potuto contrastarlo solo con un debolissimo e inadeguato yin, esigua memoria di quello genitoriale, in particolare materno.

Mia madre, infatti, sollecitando continuamente, seppure inconsciamente, la mia comprensione col suo ruolo di "vittima" di mio padre, aveva rafforzato il mio legame psicologico con lei, per cui avevo partecipato anche attivamente alla negazione della mia autonomia e, quindi, della mia femminilità.

Inoltre, per quanto io avessi sempre dovuto giocare la mia partita come uomo, non ero riuscita a ribellarmi per davvero, come già detto, all'autoritarismo maschile.

Il risultato non poteva che essere quello di un'adolescente e poi di una donna completamente sottomesse, fino al limite estremo della lacerazione interiore.

Questa diventava più strutturata e devastante nell'*abbandono*.

Quando a un conflitto segue la rottura di una relazione, per cui ci si allontana dall'altro o si viene allontanati, in entrambi i casi si vive il dolore della perdita di un affetto.

In particolare nell'essere allontanati c'è anche il dolore del sentirsi rifiutati, perché non più desiderati. Se poi a questa condizione si dà una personale valenza di abbandono, ossia si vive quel rifiuto come generatore di una profonda, incolmabile e deleteria solitudine a causa della mancanza di autostima, il dolore non si sfuma nel tempo come nel semplice allontanamento, ma si esaspera e s'incide profondamente nelle

---

[20] Al contrario la parte sinistra (femminile-yin) è il simbolo della madre e ci parla del rapporto col padre.

proprie cellule, a lungo restandovi, persino di generazione in generazione. Tale memoria cellulare si stratifica in una vera e propria concretizzazione: il *nodo karmico*.

Tutti i conflitti emozionali irrisolti delle mie relazioni affettive mi avevano puntualmente condotta al dolore di chi è abbandonata o di chi abbandona.

Tale dolore era stato tanto più profondo quanto più alle soglie della mia coscienza aveva richiamato il mio nodo-radice di neonato-infante e le precedenti situazioni di abbandono, anche di altre vite.

Quando poi la negazione vissuta a causa di tutto questo fu tale da farmi rischiare di perdere la vita, la mia psiche evidentemente si rese conto che doveva urgentemente ribellarsi, definitivamente riducendo all'inoffensività quel doppio yang interiorizzato che mi aveva portata a non avere alcuna percezione del mio valore e della mia bellezza interiore; quel Barbablù che, seppure celato ai miei occhi, puntualmente si ripresentava in ogni mia relazione affettiva, condizionandola persino dopo la rottura.

E poiché estrema era stata la mia resistenza ad amarmi, anche la ribellione della mia mente non poteva che essere tale, "escogitando" un tumore che mi costringesse a focalizzare la mia attenzione sul mio deleterio yang.

La negazione quindi sia del mio potere femminile che di quello maschile assunse il significato, ancora una volta, della *negazione-uccisione di tutta me stessa*.

Ma proprio in quel buio totale, il barlume di una luce: il tumore era circoscritto, per cui fu possibile asportarlo chirurgicamente e salvarmi.

Da quel palcoscenico di morte lo yang sarebbe potuto risorgere a nuova vita, nel paritario equilibrio con l'altra sua metà.

Questa razionalizzazione del doppio yang e presa d'atto di un nuovo possibile equilibrio avvenne contestualmente al percorso affrontato grazie ai contatti con un mio defunto amore (Carlos), con i quali era stato possibile sciogliere il mio nodo dell'abbandono con lui e anche in generale.

➢ Identità biologica della malattia

Gli estrogeni, ormoni sessuali prevalentemente femminili, sono prodotti dagli *androgeni*, ormoni sessuali tipicamente maschili ma presenti anche nella donna.

Quindi da una valenza maschile (androgeni-yang) si arriva ad una valenza femminile (estrogeni-yin).

Poiché gli esami bioptici avevano diagnosticato in me un tumore estrogeno-dipendente, questa valenza femminile distruggeva in pratica sé stessa (il seno è yin) e, ancora una volta, anche la mia parte maschile attraverso gli androgeni. Pertanto il tumore, evidenziando anche attraverso la sua identità biologica quel doppio circuito di morte, in cui sia la mia parte femminile che quella maschile si erano ritorte come boomerang contro sé stesse, mi aveva riconfermato *il suo potere distruttivo per tutta la mia individualità.*

➢ Il cibo: nutrimento dello yang

Intanto una nuova nota, purtroppo stonata, si andava ad inserire nel quadro d'insieme.

Mia madre non ha mai elargito a noi figli alcuna tenerezza, se non quella di un'amorevole assistenza attraverso il cibo.

Ogni volta che tatto, olfatto, udito, vista, gusto non sono soddisfatti da una tattilità affettiva (abbracci, carezze), da una parola d'amore udibile, dal profumo e dalla vista di un contatto fisico ravvicinato, l'informazione che viene veicolata dalle membrane cellulari al DNA è quella dell'assenza affettiva.

Se parallelamente arriva anche l'informazione-schema *"cibo quale sostituto d'amore"*, le proteine effettrici che vanno a modificare le reazioni cellulari aumenteranno anche lo stimolo della fame proporzionalmente al vuoto da riempire.

Quindi nella mia mente inconscia si era creato l'automatismo del nutrirmi come risposta di compensazione al disagio per le mie carenze affettive.

In aggiunta, lo schema dello yin-madre, vissuto e analizzato in me in mille forme diverse, persisteva ancora in quella più subdola: la mia espressione corporea. Attraverso il sovrappeso perseguivo a livello sottile l'*emulazione del corpo materno* dal quale, seppur mille volte rifiutato, evidentemente non riuscivo ancora a staccarmi.

Non solo, ma mettevo in atto anche un *nascondimento: dall'altro* (se sono grassa, non posso piacergli) e *da me stessa* (con l'adipe posso a me stessa nascondere il mio bisogno d'amore). Con l'ennesimo inganno della mente, ancora una volta mi stavo negando amore: il mio per me stessa (con l'emulazione) e dell'altro per me (col nascondimento).

Inoltre, alimentando col cibo lo yin del mio corpo nel cercare di ricalcare il modello materno, alimentavo automaticamente anche il mio yang-Barbablù: alimentazione, quindi, non per nutrire il corpo ma per distruggerlo.

Ero così passata dalla specificità di morte del tumore, finalizzato alla distruzione del seno destro e, quindi, del corpo nella sua totalità di femminilità e maternità (distruzione diretta), al disagio corporeo generalizzato dell'obesità (distruzione indiretta) che, pur nel suo intento di ricongiungimento al modello materno, tentava di distruggere proprio ciò che era ricercato: la madre, e quindi il corpo tutto al pari del tumore.

Per di più il cibo, essendo fonte di energia per le cellule del corpo, lo è ovviamente anche per quelle del cervello e, quindi, della mente inconscia.

Pertanto quello schema (cibo = amore) veniva continuamente non solo… rifocillato dal punto di vista energetico-nutritivo, ma anche rinforzato nella sua ripetitività ed automatismo.

➢ **Fame d'aria e… d'amore**

Il nostro corpo per crescere e moltiplicarsi ha bisogno non solo di cibo, ma anche di ossigeno: la respirazione cellulare è, infatti, il meccanismo con cui si ricava dagli alimenti l'energia utilizzabile per i processi vitali.

Quando la propria autostima dipende dal riconoscimento altrui, la negazione-indifferenza crea spesso una gabbia in cui è difficile respirare!

L'ossigeno affettivo che ci manca in quella relazione è percepito anche come insufficienza di ossigeno effettivo a livello cellulare, ove si crea una disarmonia tra processi anabolici e catabolici, tra sintetizzatori ed escretori, spendendo energeticamente più di quanto si assume o più di quanto si è capaci di trattenere per sé stessi.

Per questo tutto ciò che è vissuto emozionalmente come carenza affettiva arriva alle cellule come input informativo di aumentata richiesta non solo di cibo, ma anche di… ossigeno effettivo. Infatti una delle cause della dispnea o respiro affannoso è proprio lo stress. E la fame d'aria che la caratterizza è la sensazione di un aumentato fabbisogno di ossigeno che porta a respirare con maggiore intensità o frequenza, seppure con la possibile conseguenza dell'esatto contrario: discesa eccessiva dei valori dell'ossigeno stesso.

Per contro le cellule del tumore sembrano crescere e moltiplicarsi bene anche in carenza di ossigeno. Ma, poiché un maggior numero di cellule porta ad un maggior numero di processi ossidativi, ecco che la stessa proliferazione tumorale appare come il tentativo di sopperire a quella carenza.

Un tentativo purtroppo assurdo, perché il vero risultato è l'invasione-uccisione di altre cellule e organi.

Inoltre come colui che ha fame d'aria annaspa, cercando di assorbire l'ossigeno che gli occorre, anche chi ha fame d'amore annaspa in una continua crisi d'astinenza: una crisi che porta a incamerare qualsiasi "droga" affettiva, spazio lasciando a ogni Barbablù che voglia depredarci.

Questa dipendenza-amore crea uno squilibrio sempre più grande, che può diventare un presupposto utile allo sviluppo del tumore.

Nuovi volti della malattia

Nel mio iter di analisi dei conflitti relazionali mi ritrovai di fronte ad uno scoglio inaspettato: il ripresentarsi dei dualismi, seppure sotto forme più complesse, attribuendo così anche alla malattia nuove valenze.

➢ Malattia come paura del cambiamento

Fra i nuovi significati che essa andava per me assumendo si impose alla mia attenzione la paura del cambiamento, ossia di conciliare l'acquisito a livello mentale, emotivo e spirituale con l'acquisibile a livello esperienziale.

In definitiva la malattia, non più negazione di me stessa e della mia divinità o isteria cellulare agli input di guarigione, diventava... *paura della paura di soffrire:* paura di poter scoprire che, una volta al di là del "cancello", avrei visto una Realtà alla quale non sarei stata ancora pronta a cedere le "armi"; un cancello creato da una condizione di chiusura del mio cuore che, complice la mente, negava sé stesso e il suo assenso all'anima.

In verità credevo di aver già dato più volte la mia approvazione, con le labbra e col cuore, alla mia anima e, quindi, alla Luce. Ma non sempre un sì detto con le labbra corrisponde a quello della mente e non necessariamente un sì del cuore è in linea con quello dell'anima, se esso risente ancora di una emozionalità che lo ingabbia e gli impedisce di sintonizzare il corpo con l'unica e sola scelta animica per cui ci si è incarnati: Amore.

Infatti, completamente irretita dalla mia paura, alla mia parte fisica avevo chiesto guarigione ed armonia, ma avevo continuato a non darle ciò che le competeva, ossia attenzione e amore per il corpo: quello stesso che avevo invece più volte dato alla mia parte divina, alla mia anima. E comunque a questa avevo dato amore, sì, ma non avevo chiesto, non avevo osato pretendere.

Mi ero quindi ritrovata carente su entrambi i fronti: divinità e fisicità, perpetuando l'eterna separazione di corpo e anima e nuovamente confrontandomi col buio della negazione, seppure non riconosciuta, non compresa e vissuta a livello razionale o emozionale, perché attinente alla parte più profonda e più sottile di me.

Sicché mi si palesò l'urgenza di elaborare la percezione di limitazione del mio corpo, tramutandola in espansione, affinché esso potesse sentirsi non più una parte del Tutto, ma esattamente come quello: senza alcuna differenza, senza alcuna divisione; ma soprattutto perché il corpo potesse vivere la guarigione senza… paura, senza paura.

➤ Malattia come non coscienza del conflitto Luce/Buio

Ogni dualismo della nostra realtà è parte di un altro ben più vasto: Luce/Buio o, per dirla in termini non energetici ma etici, Bene/Male.

Il conflitto yin e yang dentro di me, ogni mio conflitto non era che una sfaccettatura di quel complesso panorama dualistico universale in cui Bene e Male, Luce e Buio si alternano e si combattono, creando e sostentando divisioni.

In quest'altra e più ampia visione il tumore non era più, quindi, solo il risultato di conflitti individuali irrisolti per mille motivi diversi, e quindi una Forma creata dalla mente, che restava racchiusa nella sua paura o veniva guidata dall'Ego non vinto e dal proprio insoddisfatto bisogno: esso era anche la conseguenza di una forza primordiale negativa che dentro di noi si cala a perseguire i suoi scopi, primo fra tutti quello di contrastare la Luce della nostra anima, soprattutto se impegnata in un particolare compito evolutivo.

Ovviamente a quel Buio primigenio, che fiacca il corpo e la

resistenza alla lotta, purtroppo offriamo il fianco inerme quanto più non abbiamo coscienza delle sue lotte per il possesso del territorio animico individuale e, quindi, dell'Anima Mundi; coscienza del nostro Sé continuamente impegnato in quella battaglia Luce/Buio, Bene/Male, in cui vincere o perdere fa la differenza tra vivere o morire, tra perdersi nella negazione o ritrovarsi definitivamente nell'amore e nella positiva realizzazione di sé stessi.

I "fratelli"
(e il cammino verso la guarigione)

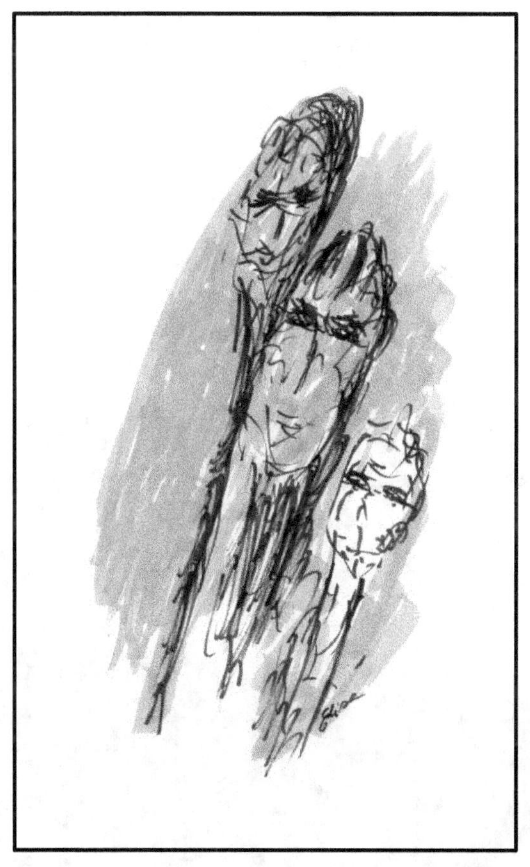

L'attesa dei "fratelli"

B arbablù aveva accordato alla sposa un po' di tempo.
Allora lei chiese alle sorelle di salire sulla torre per vedere se i fratelli[21], attesi per quella mattina affinché la liberassero, fossero già all'orizzonte.
E intanto pregava e sperava che arrivassero in tempo.
Inizialmente essi erano lontani, tanto che lei dovette gridare più volte alle sorelle: «*Vedete arrivare i nostri fratelli?*»[22]. «*Sì*» risposero alla fine le sorelle.

Ero diventata acutamente consapevole della preziosità del tempo di fronte a tutti i miei conflitti da risolvere: quel tempo che avevo sperato e pregato di avere nella misura necessaria alla mia guarigione. Ma con la stessa lucidità sapevo che avrei avuto bisogno anche di tutta la mia forza interiore, da sempre non riconosciuta. E forte e chiaro il grido della mia anima si levò sopra il silenzio della mia negazione, sollecitando più e più volte l'aiuto di tutti i "fratelli" necessari alla mia salvezza, ossia ogni particella delle mie migliori energie, ogni mia capacità reattiva e creativa non ancora del tutto distrutta, ogni briciolo d'intuito, sensibilità, resistenza e, soprattutto, pazienza. Come le cognate di Barbablù avevano infine visto all'orizzonte i loro fratelli al galoppo, così, in esito alla mia preghiera, io vidi e sentii arrivare, anzi… salire velocemente dentro di me quegli aiuti che avevo chiamato a raccolta. Le mie forze più segrete e selvagge, mai prima svelate a me stessa, stavano finalmente lacerando il velo ormai inutile che mi separava dalla menzogna e dall'ignoranza.

---

[21] Simbolo di tutte le forze psichiche e fisiche deputate alla lotta.

[22] Il superamento dell'ingenuità è un percorso non facile, tanto che la donna deve esercitarsi a richiamare più volte le sue forze, la sua natura combattiva.

Menzogna e dispersione energetica

Tutta la nostra realtà si trasforma continuamente. Si trasforma la materia attraverso una continua alternanza di stati di compressione ed espansione; ogni forma di vita nel suo ciclo di fecondazione-inseminazione, crescita e morte; la coscienza del singolo attraverso l'esperienza.

Anche quando fissiamo, analizziamo uno spaccato della nostra vita nel tempo e nello spazio con l'attenzione di un lavoro su noi stessi, attraverso la comprensione avviene la trasformazione della nostra coscienza, per cui tutto è man mano ridefinito, tutto compreso e distrutto, sentito e ricompattato, accettato e ricostruito con nuove forme e colori, che mai completamente si riuscirà ad assaporare, anche volendolo.

Al concetto di trasformazione bisogna però aggiungere quello di… menzogna.

La realtà è un palcoscenico di mille forme creato dalla nostra mente.

Nel libro *Vedo la mia anima* avevo scritto di un gioco degli specchi con cui frammentiamo il nostro Io, perché quella parte di noi che non è riconosciuta dalla mente come nostra viene proiettata nell'ambiente che ci circonda, su ogni altro in cui si sente la medesima *risonanza,* ove trova una sorta di superficie riflettente, per cui rimbalza e torna indietro. Ci ritorna cioè l'immagine di quanto ci siamo rifiutati prima di comprendere e accettare come parte di noi stessi.

Avevo anche parlato della necessità di riunificare i tanti riflessi di quegli stessi specchi dalla mente creati, al fine di ricostruire la propria unità e prendere coscienza della propria Divinità.

Ma se la molteplice realtà è frutto di un gioco illusorio della mente, di una sua errata percezione, la sua sintesi è un… non-senso, ancor più perché non potrebbe mai essere riunificata da un'altra illusione che è la nostra mente, che è parte di quella stessa. Una menzogna... genera altra menzogna.

Le discipline orientali parlano dell'osservare se stessi come di un *vuoto mentale* in cui sia possibile unificare l'osservante (il sé) e l'oggetto osservato: sé stessi.

Ma anche se ci fosse una carenza di attenzione (uno dei 5 aspetti della coscienza buddista[23]), e quindi una capacità vera di astrarsi, non si può unificare ciò che continuamente si divide in quanto proprio in quell'illusione di divisione siede il nucleo stesso della menzogna.

Anche la sintesi che si crede di aver raggiunta nei pochi momenti di attenzione-concentrazione nella meditazione buddista della vacuità[24], non è altro che un black-out della mente che... si perde nell'inseguire quell'illusione di molteplicità.

Avevo quindi scritto nello stesso libro della necessità di una RICODIFICA DELLA MENTE, sì da percepire e vivere l'unità mai scissa che noi siamo.

E a quella mi riagganciai nella certezza che solo così avrei potuto salvarmi da Barbablù!

---

[23] Secondo il buddismo la coscienza ha 5 aspetti: contatto, sensazione, percezione, intenzione e attenzione
L'attenzione è la capacità della coscienza di focalizzarsi su di un oggetto e di restare completamente concentrata su questo

[24] Secondo la teoria buddista della vacuità, tutti gli elementi, sia fisici che psichici (percezioni, conoscenze, emozioni), dipendono da altri fattori. Sono quindi privi di consistenza autonoma, ossia vuoti, dove per "vuoto" s'intende una costitutiva assenza di continuità, un vuoto di permanenza.
La consapevolezza dell'impermanenza e della transitorietà porta alla distruzione dell'egoismo e al distacco.

Il mio allineamento delle menti

Come ricodificare quindi la mia mente (conscia e inconscia) e risolvere la mia frammentazione-dispersione?

Fino a quel momento avevo seguito la strada della rielaborazione mentale dei messaggi che l'anima inviava al mio corpo.

Ma evidentemente continuavo a muovermi in un'unica direzione: quella stereotipata della mia mente inconscia, con i suoi contenuti reattivi e i suoi vecchi schemi che, buttati fuori dalla porta, mi ritornavano subdolamente dalla finestra.

Come potevo quindi distoglierla dai suoi programmi di distruzione e negazione per ritrovare la mia interezza e il mio equilibrio? Come allinearla alla mente conscia e, quindi, al mio desiderio di amarmi autenticamente e alla mia volontà di guarire?

Sentii che avrei dovuto lavorare dentro di me ancora più duramente e a un livello più profondo di quanto avessi mai fatto in precedenza con alcuna terapia o metodo, pienamente concordando con l'idea di allineamento di Lipton secondo il quale, come ho già detto, per riuscire nella difficile impresa di riprogrammazione definitiva della mente è utile *qualsiasi percorso di conoscenza di sé stessi che, modificando le percezioni sensoriali,* sia capace d'inviare alle membrane delle nostre cellule messaggi non più conflittuali, ma positivi.

➢ Il pensiero positivo e nuovi riflessi

Lipton ritiene anche che il solo pensiero positivo (della mente conscia), da tanti decantato, non sia sufficiente per riprogrammare la mente inconscia: non solo perché questa è predominante, ma anche perché è un "nastro" di programmi registrati, per cui non si può modificare una registrazione sol perché glielo si dice, seppur con la forza di una volontà affermativa!

Il pensiero positivo può funzionare secondo lui solo se le credenze (della mente inconscia) sono in linea con esso e, quando non lo sono, se riusciamo a essere completamente attenti, sì da poter cancellare quel particolare programma autosabotante, quello schema negativo codificato in noi: compito quasi impossibile, visto che le nostre azioni sono quasi tutte automatiche ed abitudinarie.

Per questo egli propone anche alcune specifiche tecniche[25], a suo avviso utili all'allineamento delle menti.

Io penso che la forza del pensiero positivo sia la capacità di superare quei condizionamenti dell'inconscio con *una VOLONTÀ POSITIVA che crea altri automatismi* che vanno a soppiantare quelli vecchi e negativi, portandoci a una nuova visione, a un nuovo modo di vivere e, quindi, alla guarigione.

Ma per arrivare a questa volontà positiva (ossia *vivere consapevoli)* occorre innanzitutto *essere consapevoli.*

Ciò significa non solo saper individuare tutti i nostri conflitti e limiti attraverso un processo di comprensione razionale dell'accaduto, ma anche *attrarre a noi ogni strumento utile per superarli.*

E con questo intendo non solo specifiche tecniche (come quelle che propone Lipton o altre di guarigione che ho incontrato nel mio cammino), ma anche la personale capacità di saper individuare gli schemi autolimitanti che si ripetono in quei conflitti e, più in generale, la capacità di saper cogliere il quid evolutivo che qualsiasi accadimento ci propone, ossia ciò che va oltre la sua apparenza, oltre la forma, risuonando alle soglie della nostra coscienza come l'essenza del suo significato.

---

[25] Ipnosi, Psych-K, Holographic Repatterning, EFT (Tecniche di rilascio emozionale), EMDR (Desensibilizzazione e Rielaborazione attraverso i Movimenti Oculari) e Body Talk (Parlare al corpo).

➢ Diversificazione di soluzioni

La coazione a ripetere della mente inconscia avrebbe vanificato la possibilità di un mio autentico cambiamento se non ci fosse stato in me il passaggio a una diversificazione di soluzioni.

Imparai cioè a modulare le mie interazioni fra me e me e con l'ambiente, sì che io potessi di volta in volta scegliere nel variegato panorama di possibilità quella a me più consona, costruendo la mia centralità proprio attraverso quel processo di continui riaggiustamenti e allineamenti.

Ma come si arriva ogni volta a quella scelta, unica e sola generatrice per sé stessi di nuova linfa vitale e, in definitiva, di una nuova via di realizzazione per sé stessi?

Se guardiamo e analizziamo un nostro accadimento e arriviamo a delle conclusioni plausibili che s'inseriscono in un quadro d'insieme, non facciamo altro che fissare in uno schema quella comprensione, in quanto circoscritta nello spazio e nel tempo della nostra ricerca-attenzione-comprensione; schema che andrà a rimpinguare la schiera degli automatismi della nostra mente inconscia.

Se invece a quella consapevolezza non diamo un definito valore ma la possibilità di non essere, lasciando cioè cadere il suo schema immediatamente dopo la formazione, s'innesca un meccanismo di assorbimento e trasformazione da parte della mente inconscia: questa cioè assorbe l'energia liberatasi dalla destrutturazione di quello schema (perché non gli si dà più attenzione, perpetuandolo), e fa tesoro solo di come il problema si sia risolto. Si creano cioè i fili di una nuova comprensione sottile, che pian piano soppiantano gli automatismi preesistenti nella mente inconscia.

Questa, attraverso quei fili, si aggancia poi alla mente conscia, permettendo così la comunicazione, ossia l'allineamento-equilibrio fra le due menti e la possibilità, ogni volta, di una nuova scelta e di una nuova realizzazione di sé.

E man mano il "sì" s'identificherà sempre più con il "no",

l'anima con il corpo, la Luce col Buio, fino a quando dei due resterà uno soltanto: non perché sia avvenuta una sintesi per comprensione e, quindi, per scelta della mente o dell'emozionalità del cuore, ma perché si sarà arrivati al nucleo dell'essere, dove semplicemente l'Uno… è.

In quel nucleo quindi avverrà la nostra scelta di vita.

Non nel senso umano del termine, ma in quello più squisitamente divino di un progetto animico individuale che si allinea con l'Anima Mundi (e quindi con il Grande Progetto); di un'anima che ha concesso a sé stessa la grandezza di riconoscersi nella sua divinità, ma non collocata e individuata in uno specifico asse spazio-temporale, in un contingente corpo, in una definita vita, in un preciso momento vissuto come assenso consapevole, ma collocata nell'adimensionale profondità dell'Essere: un Essere non inteso come individuo e, quindi forma, ma come Assoluto, Eterno, Immutabile e anche Non Comprensibile, se non nel momento in cui anche l'assenso… è.

Proverò a raccontarvi un paio di processi che permisero questo allineamento in me, fino a scegliere la vita.

❖ Il mio primo «sì» alla vita e all'amore

Un giorno, durante una seduta di kinesiologia, improvviso e quasi insostenibile mi esplose nel cuore l'antico dolore strutturato nel mio corpo, e non del tutto risolto, che aveva trattenuto in me la bambina negata, ferita e umiliata. Travolta da un pianto catartico, mi ascoltai meravigliata in una voce infantile e singhiozzante, che prendeva però le distanze da quel dolore, relegandolo a un'altra: *«La bambina è sola! l'hanno lasciata sola»*. Ma, mentre lo dicevo, mi accorgevo di vivere uno strano scambio di ruoli, con una diversa identificazione del dolore: dapprima quello della madre che l'aveva perduta; poi pian piano il mio per me stessa, per la bambina infelice che ero stata.

Allora mi sussurrai incredula: *«Perché mia madre non mi*

ama!?». E in quella domanda c'erano tutte le altre bambine che ero stata; c'era il ricordo vivido e intatto di una solitudine mai colmata; c'era il sangue di una carneficina, ancora più antica del tumore, che recava in sé l'impronta karmica di un abbandono codificato da molte vite. Fu la prima volta in cui ebbi la piena lucidità di quello schema incancrenito in me.

Poi, in quella crudele verità, l'improvviso conforto e calore di un abbraccio: la mia compassione per me stessa. E in quella, la dolcezza di una carezza, la mia, scese sul mio stesso viso ad asciugare le lacrime di quella bimba: lacrime che nessuno aveva mai visto e compreso nel suo disperato bisogno d'amore inappagato, persino la madre che, come ogni altra madre del passato, non aveva saputo svezzarla, insegnandole a riconoscere i mille Barbablù lungo la via.

Forte e chiaro sentivo che, attraverso quel percepirmi figlia di me stessa, la mia anima mi aveva fornito un altro "strumento" perché potessi pian piano affrontare quel buco nero di sempre e il tumore non solo con la comprensione razionale, ma anche con la certezza che amore era lì ad attendere solo me, se a piene mani avessi imparato ad attingervi.

E finalmente… «sì!» dissi per la prima volta alla vita e all'amore, il solo dono possibile del mio cuore a me stessa.

La luce di una rinascita, e forse della guarigione, diventava finalmente possibile, consapevolmente vivendo l'unicità di quel dono.

Fui ormai certa che quella bambina, finalmente allo scoperto, stava lasciando il posto alla mia consapevolezza di donna.

❖ Terapia sì/terapia no

Il mio incontro-scontro con il tumore mi aveva costretta a un grandissimo lavoro introspettivo, arrivando a quel che ritenevo essere un giusto equilibrio.

Ma, in virtù di quella trasformazione di cui parlavo prima, nessuna verità è mai stabilmente acquisita, nessun obiettivo mai definitivamente raggiunto: ogni presunto punto fermo è in realtà solo una partenza per un'ulteriore, meravigliosa opportunità di crescita.

Quando arrivò il momento in cui lo staff medico decise che avrei dovuto seguire una cura ormonale di cinque anni per evitare la possibilità di una recidiva del tumore, la vita, fedele al suo divenire, mi pose di fronte a una scelta ben più complessa delle altre: terapia sì/terapia no. Ritrovandomi sul limitare di una soglia estremamente pericolosa, ove un solo "sì" o un solo "no" avrebbe potuto fare la differenza tra la resa totale alla vita o alla morte, cominciai a valutare tutti gli effetti collaterali della terapia; tutti i possibili, ulteriori risvolti negativi per la mia salute.

Infine capii che, se avessi continuato a vivere quella scelta nell'ottica del negativo/positivo, avrei perpetuato lo schema mentale dualistico del conflitto, per cui qualsiasi scelta avessi poi fatto in quella realtà frammentata dalla mente, avrei continuato ad alimentare la malattia.

Una scelta non è mai fra due poli, due direzioni, men che meno fuori di sé. Certo si può arrivare a una soluzione o all'altra che la vita ci presenta, ma non necessariamente è la più logica fra le due o la più conveniente.

La scelta vera deve partire dalle viscere. È cioè quella più in sintonia col proprio essere e, quindi, la più facile da portare avanti perché è una scelta che non vede neanche la possibilità di percorrere l'altra via, pur nell'intima certezza che sia l'una che l'altra direzione può portare allo stesso traguardo.

Quindi scelta non come opposizione e dualismo, ma come coscienza dell'Uno-Amore che ciascuno di noi è.

Pertanto fare o meno la terapia ormonale doveva significare per me una *viscerale scelta per l'unica possibilità di sopravvivenza che io ritenessi di avere*.

Capito questo, il non farla divenne l'unica strada percorribile secondo me, l'unica profondamente giusta per il mio cammino verso la guarigione: una scelta nella ferma convinzione che a procurarmi la vita non sarebbe stata la pastiglia, negandomi gli estrogeni e non alimentando, quindi, il tumore, ma la mia consapevolezza, che non avrebbe più nutrito quel ciclo di morte da sempre innescato in me.

➢ **Comunione**

Per sconfiggere definitivamente il predatore non basta scavare dentro di sé, ma occorre anche saper riconoscere ogni sua maschera, ossia guardare con obiettività e trasparenza tutte le possibilità espressive della sua azione malefica.
Questo non è sempre facile, perché la nostra vista può essere oscurata da mille paletti mentali, dai "se" e dai "ma", dalle nostre paure.
È quindi necessario superare determinate soglie nella parte più strutturata del cervello, ove risiedono le memorie più antiche, più dolorose e più complesse, che riguardano la vita presente e le precedenti.
Bisogna cioè trovare dentro di sé quei *luoghi energetici*, mai considerati prima nel proprio percorso di analisi e conoscenza, che possano essere delle oasi di silente comunicazione fra sé e sé, rendendo possibile la vera *comunione* con sé stessi e poi con gli altri.

La *comunione con gli altri* è il risultato di una forte empatia che va al di là della possibilità di una conoscenza materiale, fisica, analitica; è sintonia di cuori e di anime.

La *comunione con sé stessi* è sintonia tra ciò che si crede di aver capito e ciò che risuona come vero nei nostri anfratti più segreti e profondi. È sintonia fra il cuore strettamente emozionale, che esprime una precisa individualità, e il cuore più squisitamente energetico, che vibra su altre e più alte frequenze universali; ma è anche sintonia dei molti aspetti della propria anima, dei vari ricordi animici che in quell'anima vivono, delle tante possibilità evolutive in essa codificati.
Ma come arrivare a quei luoghi energetici dentro di noi in cui

siede la possibilità della comunione con sé stessi?

Francamente non saprei dirvi come io abbia fatto, accendendomi di una nuova e più intima comprensione delle dinamiche dei miei rapporti famigliari, ossia degli aspetti più nascosti di quei Barbablù dentro di me.

So soltanto che, di fronte all'ennesimo sproloquio di mio padre, scelsi di guardare in quel luogo, ancora più nascosto e segreto dentro di me, in cui avevo segregato una possibilità di conoscenza più profonda del complesso conflitto che mi legava a lui. E finalmente capii che tutti i difetti che in lui avevo contestato erano solo… uno specchietto per le allodole, ossia una piccola parte di una personalità assai più complessa, che mai aveva considerato figli per davvero me e mio fratello. Nel suo bisogno di onnipotenza non mirava solo a osannare sé stesso verso tutti, ma faceva anche di noi il bersaglio prediletto della sua provocazione, verbale e non, nostro valore continuamente negando per cercare di far emergere il suo nei nostri confronti.

Per questo il suo yang-Barbablù dentro di me non solo aveva costruito la mia identità senza alcuna fiducia in me stessa, ma mi aveva anche costretta nell'ambito di un ring, seppure in una folle competizione da me non totalmente compresa fino a quel momento.

Per quanto riguardava mia madre avevo creduto che non fosse capace di amarmi, così come avrebbe dovuto, essenzialmente a causa della negazione della sua e mia femminilità.

Invece in quel luogo segreto giungendo anche nel mio percorso con lei, mi sono resa conto che il vero nocciolo del nostro conflitto era sempre stato la sua ferrea volontà di… non considerarmi.

Mio padre mi aveva vista solo per misurarsi, per misurare la sua capacità di affermare sé stesso; mia madre non mi aveva proprio mai vista e ancora non mi vede! Questo perché non considera nemmeno l'ipotesi di misurarsi con me, perché sa già… di essere migliore.

I miei genitori, più che distruggermi, mi hanno negato gli strumenti per costruirmi, per creare la mia identità.

Finalmente si erano infranti tutti quei tabù che mi avevano resa schiava, impedendomi di guardare e gridare la verità ultima dentro di me: i tabù sull'intoccabilità dei genitori, sulla loro indiscussa capacità di amare i figli, sulla loro perfezione e sacralità.

Le parti più oscure della mia psiche erano state ormai riconosciute e, illuminandosi al pari delle altre, con quelle si andavano integrando: Barbablù stava perdendo il suo potere!

E mentre il suono della libertà cominciava dentro di me a levarsi, si alzò un sipario e finalmente… li vidi, lì, sul palcoscenico della mia vita: attori inviati solo per me.

Solo per me avevano recitato una parte, seppur inconsapevole: l'unica possibile perché io imparassi a vedermi nella mia interezza e bellezza, nella mia capacità di amare e di vivere.

Una compassione immensa dilagò nel mio cuore: per loro, per me, per tutta la fatica mia e loro, per tutti i momenti mai vissuti, per quelli perduti, per quelli subiti, per la semplicità e complessità di tutta la "rappresentazione"!

Finalmente potevo vivere la mia vita senza più risentimenti, in punta di piedi dalla loro allontanandomi.

Ancora oggi c'è ancora un velo di tristezza nei miei occhi, ma so che presto verrà un gran sorriso a scaldarmi il cuore; so che presto approderò a nuovi lidi: della mia integrità salvata, della mia luce ritrovata.

➢ Costruzione di nuove memorie cellulari

Quando mi ritrovai ad affrontare il secondo intervento di sostituzione della protesi mammaria perché non riuscito, riesaminai la mia parte maschile, che era stata il mio principale nemico da combattere: nemico fuori di me (nel conflitto con i miei e il loro doppio yang) e *dentro di me*, dove si era interiorizzato, alla fine identificandosi col mio corpo tutto e su questo spostando l'obiettivo di distruzione.

Capii così che l'uccisione perpetrata dallo yang, e in definitiva da me stessa, si stava ripetendo nel suo schema distruttivo, transitando dal tumore al rifiuto della protesi. Evidentemente la memoria cellulare della mia ghiandola mammaria era più forte della mia sensazione fisica del vuoto per la sua asportazione, per cui anche la protesi era vissuta come un nemico da combattere e, quindi, circoscritta in una dolorosa capsula fibrotica.

Il primo passo che la mia mente dovette pertanto fare fu la registrazione dell'effettiva *assenza del mio seno,* nuove memorie cellulari costruendo sull'assioma: protesi (che lo sostituisce) = vita.

Su quel "vuoto" stavo cominciando a costruire la mia pienezza di vita.

> **Accettazione consapevole**

Per il mio rinnovamento, per costruire una solida base per una definitiva guarigione, fu quindi indispensabile non solo riconoscere, nel senso di vedere e analizzare, ma anche accettare gli aspetti più malefici di quel predatore annidato nella mia mente e lo scempio che aveva fatto di me, in termini di sofferenza e soprattutto di trasformazione corporea, protesi compresa.

Nel VEDERE ed ANALIZZARE c'è una sorta di distacco emozionale.

Nell'ACCETTARE c'è invece un processo d'interiorizzazione utile alla catarsi e, quindi, alla crescita.

Parlo di un'accettazione che non sia compassionevole, ma consapevole.

Questo perché L'ACCETTAZIONE COMPASSIONEVOLE non s'impone prioritariamente in un'accezione positiva, ma nel suo significato negativo di condizionamento, di resa passiva.

La compassione nel suo vero significato è immedesimazione e partecipazione al dolore e alle difficoltà dell'altro, per cui non è di per sé negativa.

Lo diventa invece nel momento in cui è dettata da un'educazione che dà al sacrificio di sé stessi fino al martirio una positiva connotazione d'amore. Ossia si vede e si vive l'altro come chi va soccorso al di là dal proprio equilibrio per svariati motivi: per un errato senso del dovere, per un'inconscia resa alla superiore forza egoica altrui o anche per un malinteso rispetto verso l'autorità, come tale riconosciuta sol perché imposta dall'educazione.

L'*ACCETTAZIONE CONSAPEVOLE* rimane invece ferma nelle proprie idee e posizioni e su di esse regola la propria vita, indipendentemente dall'altra, se non può o non vuol essere modificata.

Accettazione consapevole vuol dire superare i propri limiti nella superiore visione del proprio operato e di quello altrui, senza per questo l'altro castigare o non vedere; vuol dire piegarsi senza sottomettersi al volere altrui; dare senza prosciugarsi; dire ciò che si pensa solo se ne vale la pena e le proprie parole non vengono distorte e rigirate contro sé stessi come un boomerang che uccide.

Tutto questo significa dover acquisire la forza non solo delle proprie idee, ma soprattutto della propria identità globale (mente-corpo-anima e, quindi, pensiero, emozioni, percezioni) senza lacerazioni emozionali interne dettate da inutili sensi di colpa, inutili aspettative, "compassionevoli" accettazioni.

Assecondando questo processo di accettazione consapevole, guardai pian piano al mio yang distruttivo non più come a una parte fuori di me da riconquistare perché nemica oppure ad una parte dentro di me da attendere, fino a quando non comprendesse la mia femminilità, ma come alla mia parte negata che solo aspettava di essere riconosciuta nella sua dignità per incontrare il mio yin.

In tal modo cominciai a costruire una nuova forza vitale, libera di scorrere dentro di me, derivante dalla consapevolezza di non aver più bisogno di alcuna opposizione/specchio per riconoscermi e affermarmi.

Con quella forza si fece largo in me la certezza che Dio sapeva tutto; e mi guardava e mi ascoltava con il suo infinito amore: l'amore di Lui (fuori e dentro di me) per me; l'amore mio (che è anche Suo) per me stessa.

➢ Perdono e trasmutazione

Base fondamentale dell'accettazione consapevole è il *rispetto*, anche per la flagellazione e morte dall'altro inflitte: non perché a priori accettate, a quelle sottomettendosi, ma perché… "incontrate", nonostante tutto.

E in quell'incontro non voluto, non creato, non schematizzato dentro di sé come unica possibilità d'amore, può esservi anche il *perdono,* che altro non è che il superamento dell'altrui negazione, dell'altrui mancanza d'amore, con la serenità e la certezza di chi sa di non poter essere toccato e vilipeso nel cuore e nell'anima.

Perdonai e accettai consapevolmente il mio doppio yang per la sua povertà e per tutto quanto secondo me aveva "rubato" al mio yin in termini di verginità: verginità fisica, emotiva, spirituale.

Quel perdono cominciò così a generare la mia trasmutazione, trasformando l'atrocità di quel bagaglio di morte in compassione anche per tutta me stessa e in un nuovo risveglio della mia medianità!

E in quella trasmutazione, finalmente anche la certezza di una "verginità" che mi era sempre e comunque appartenuta, di una purezza e una grandezza che niente e nessuno avrebbe mai potuto distruggere dentro di me.

Nuovi volti della guarigione

In quella ricodifica della mente, man mano modificando le mie percezioni grazie alla libera scelta e all'attenzione, ripetutamente mi misurai con la mia capacità di ricordarmi e riappropriarmi della mia perfezione divina. E, a seconda del livello di consapevolezza che andavo pian piano acquisendo, attribuii via via alla guarigione nuove valenze.

➤ Guarigione come riconoscimento dell'Uno-Io

Di tutti i nuovi dualismi, il vero asso nella manica che la mia mente aveva subdolamente tenuto in serbo per me fu quello della *malattia e guarigione*. In precedenza le avevo sempre viste ciascuna come una realtà a sé, avulsa da una polarità di qualsiasi tipo, tanto che nel mio libro *Vedo la mia anima* non le avevo analizzate e inserite nello stesso percorso di superamento degli altri dualismi.

Identificando invece la guarigione nell'ambito di un dualismo, mi apparve evidente che anche questa sarebbe stata non il risultato di un'effettiva sintesi, ma il frutto di una ricodifica della mente e quindi semplicemente del riconoscimento della mia unità non sintetizzata ma semplicemente ricordata.

In quest'ottica non potevo infatti esprimermi ora con la specificità del corpo (imperfezione-malattia), ora con quella dell'anima (perfezione-guarigione), ma con la sola modalità di essere quell'Uno.

➤ Guarigione: trascendenza di volontà del pensiero e volontà del cuore

Nella mia lunga ricerca di qualsiasi mezzo atto a sconfiggere la malattia, avevo focalizzato la mia attenzione anche su varie tecniche alternative, ossia incentrate sulle proprie potenzialità; tecniche che in seguito avevo trasceso, al di là di schemi e simboli, con la comprensione che per guarire è sufficiente la potenza del pensiero, della propria energia diretta da quel pensiero.

Ma anche in quel percorso avevo continuato a vedere la guarigione come un traguardo "fuori", piuttosto che un bene raggiungibile solo dentro me stessa.

In quell'idea di guarigione mancava la presa di coscienza del potere del cuore.

Cominciai così a capire che in me si stava giocando anche la *guerra fra la memoria della mia mente* (*memoria di varie modalità operative di guarigione*), e la *memoria dell'Essenza* nella sua consapevolezza *di apprendimento d'amore*, acquisita nel mio corpo e anche in altri corpi precedenti.

La guarigione, quindi, che aveva già assunto il significato del superamento del dualismo malattia/guarigione e, quindi, della loro specificità (limitazione-imperfezione del corpo ed espansione-perfezione dell'anima), in questa visione diventava il risultato della risoluzione di un altro dualismo che li riassumeva: VOLONTÀ DEL PENSIERO (*memoria della mente*) *e* VOLONTÀ DEL CUORE (*memoria dell'Essenza*).

Come tale la guarigione non è quindi un traguardo da raggiungere, un risultato che si possa decidere, pianificare, cercare, perché... già è. E lo è nella trascendenza di quelle due volontà nell'unica Volontà Suprema che noi siamo e che, riconducendo i suoi piani all'anima, in noi realizza Amore; in definitiva trascendenza ancora una volta nell'Uno-Io.

➤ Guarigione come riconoscimento della Perfezione Divina

E se quell'Uno-Io è anche il risultato del riconoscimento di un'altra realtà mai scissa: l'Uno-Dio, l'Uno-Matrice Universale, non si può che esprimere la Perfezione Divina ed il Suo Amore, per cui ancor più non ha ragione di esistere il conflitto malattia/guarigione.

La malattia è semplicemente il lato ombra nel quale si nasconde la nostra perfezione divina negata perché ci spaventa.

Occorre quindi un cambiamento di prospettiva, sé stessi guardando nella Perfezione del Piano Divino su di noi, per cui anche l'imperfezione del corpo è... Perfezione, ossia la concretizzazione di una perfetta scelta per la propria anima: una Scelta operata da noi, in noi e per noi, nell'ottica di una Divinità che esiste al di là del nostro corpo e comunque definisce il corpo stesso.

➤ Guarigione: manifestazione dell'Uno-Amore

Di conflitto in conflitto, di malattia in malattia, avevo abbracciato la croce della sofferenza.

Dopo tanto lavoro introspettivo arrivai finalmente ad abbracciare me stessa. Ossia matrimonio era avvenuto dentro di me tra yin e yang, madre e padre: l'unione delle braccia di quella stessa croce, che ha il suo centro nel cuore. Quell'abbraccio-unione generò suo figlio-amore: me, donna-figlia-madre unificata.

Cominciai cioè a vedere sempre più nell'AMORE AUTENTICO PER ME STESSA la mia unica ed unificante possibilità espressiva e di espansione medianica, nella certezza anche che esso si sarebbe affermato in tutta la sua potenza quanto più a lui avessi saputo guardare nella sua capacità di autogenerarsi, indipendentemente da come fosse avvenuta la sua nascita, da come e quanto i "genitori" avessero influito.

Non solo, in quel matrimonio dentro di me era anche avvenuto l'abbraccio-unione di Padre e Figlio, a mostrarmi il miracolo di un'Unità perfetta: l'UNO-AMORE, asessuato indefinito inesprimibile, senza forma né genere né sostanza, in cui la forza dell'Infinito diviene musica da suonare e ascoltare in ogni attimo della propria vita.

La guarigione mi si era cioè delineata anche in un'altra prospettiva: come l'unica possibilità del mio essere-uno; come unica possibile condizione in cui quell'Uno può manifestarsi e operare e guarire in una dimensionalità terrena.

Certo sarebbero stati necessari ancora degli aggiustamenti per una completa armonizzazione, ma finalmente quel matrimonio era avvenuto, avendo quale celebrante l'Universo e quali addobbi i migliori fiori del suo giardino d'infinite possibilità evolutive; un matrimonio in cui si erano pian piano create le basi per l'abbattimento di ogni barriera: nell'amore, nella medianità, nel relazionarmi all'Universo.

Tutto questo in un unicum non solo energetico, ma anche materiale, perché è nella materialità, nella conciliazione di sogni e bisogni che si realizza la grandezza della continuità tra il volere proprio e quello dell'Universo; della continuità di energia e di amore tra l'uno e l'altro.

Cambiamento di prospettiva

Tuttavia, pur nella certezza che nuove forze si stavano facendo largo in me, non riuscivo a spiegarmi perché una sorta di insoddisfazione mi serpeggiasse dentro.

In questo mio ulteriore percorso, a lungo peregrinando dentro di me attraverso analisi e comprensione dei miei limiti, delle dinamiche delle mie relazioni e soprattutto di ogni possibile spiegazione alla base della malattia, mi ero imbattuta in una continua fioritura di nuovi dualismi: la mia mente aveva continuato ad alimentare la frammentazione-falsità della realtà, per cui bianco e nero, yin e yang, si erano alternati e moltiplicati all'infinito nel mio gioco degli specchi.

La mia vita e la vita in genere mi apparivano sempre più come un gioco di scatole cinesi: apparentemente limitato e circoscritto, ma che, in quanto inserito in un contesto universale e atemporale, comunque di quell'universalità si nutriva e la sua molteplicità e complessità respirava, i suoi mille aspetti all'infinito riflettendo dentro di me.

La trappola della molteplicità mi aveva trascinata con sé ancora una volta, con una grande dispersione energetica, per cui una nuova comprensione si fece largo in me.

Mai quel gioco degli specchi sarebbe caduto!

Mai ci sarebbe stato un dualismo "finale", l'ultimo di cui prendere coscienza!

Sicché quella ricodifica della mente non era da interpretare, come avevo creduto, quale capacità di non creare quella molteplicità, ma... di aggirarla.

Ossia capacità di carpire e riconoscere, fra quei molteplici riflessi creati dagli specchi, ciascuno dei quali portatore di un frammento della verità dell'Io-sono, l'unico che possa ricondurre all'interezza della propria identità, al proprio centro.

Ne consegue che l'idea di perfezione insita nella riscoperta della propria Divinità e completezza, per cui Io sono Quello[26], non è un punto d'arrivo ma una continua messa in discussione, un continuo spostamento di coscienza verso altre comprensioni, man mano più profonde, che aprono le porte di una comunicazione multidimensionale, di una pluralità di visioni di sé stessi e degli altri.

Il mio sentire si stava arricchendo di nuovi assunti, che mi rendevano sempre più consapevole... della mia non consapevolezza!

Stava intanto pian piano cambiando la prospettiva con cui andavo affrontando il tumore, non più vivendolo come la mia più dura sconfitta, ma come una grazia ricevuta; come un dono della mia anima per una nuova, decisiva opportunità di crescita: indubbiamente crudele, ma la sola evidentemente attraverso cui poter compiere il mio apprendimento d'amore per me stessa, per giunta nella più piena coscienza di un diritto faticosamente guadagnato e non di un regalo ricevuto.

Ero certa tuttavia che la ricostruzione della mia identità sarebbe stata assai complessa: con alti e bassi, ripetutamente verificando e consolidando qui e là ogni risultato che avessi man mano raggiunto.

---

[26] Mi riferisco al mantra vedico So-Ham (traduzione: *"Io sono Quello"* o anche *"Io e Dio siamo Uno"*) che indica la nostra unità con il Principio Supremo; la connessione profonda di ognuno di noi con l'Universo intero. Recitarlo rende quindi consapevoli del Divino in noi.

Comunicazione evolutiva corpo-anima

> ## Il DNA animico
> ### (e comunicazione col DNA genetico e con l'anima)

Se si sostituiscono percezioni negative con altre positive, ho detto che secondo Lipton si creano nuovi schemi mentali che vanno a sostituire quelli vecchi autosabotanti della mente inconscia (ALLINEAMENTO DELLA MENTE INCONSCIA CON QUELLA CONSCIA) e si formano nuovi, positivi circuiti cellulari di guarigione da malattie e da comportamenti sbagliati, determinando un nuovo e più costruttivo modo d'interagire con noi stessi e col mondo circostante.

Ma affinché la chiave della cantina di Barbablù potesse smettere di sanguinare definitivamente, ossia per arrivare ad una definitiva guarigione, mi resi presto conto che in quel percorso di allineamento delle due menti dovevo prendere coscienza di ogni schema, di ogni processo automatico in me radicato non solo a livello razionale, ma anche emozionale e spirituale.
Ossia *in quell'assunzione di conoscenza delle cellule (percorso della mente) devono inserirsi anche CUORE ED ANIMA.*
Lipton parlava solo di DNA genetico, io aggiungerei anche la funzione di un *DNA animico, in appoggio alla parte più spirituale dell'uomo.*

In parte riorganizzando tutto quanto si dice sul cammino evolutivo e sul DNA, ma soprattutto dando spazio al mio sentire, credo che l'ex DNA-spazzatura non sia formato solo da geni interruttori-attivatori degli altri, ma anche da geni non ancora identificati che, grazie agli aumenti frequenziali generati dal nostro cammino evolutivo, si stanno pian piano svelando, riorganizzandosi in nuove eliche per riassumere la loro primitiva funzione.

Tali eliche costituiscono *il DNA animico* a cui ho accennato, la cui frequenza interagisce con quella dell'anima.

In questo reciproco scambio, quanto più esso sarà stimolato e s'innalzerà quindi la frequenza dell'anima, tanto più questa approfondirà le sue capacità di percezione e di elaborazione in una continua espansione di coscienza.

Le eliche di questo DNA sono pertanto il supporto degli stessi livelli di consapevolezza dell'anima che le hanno attivate, ossia costituiscono la base espressiva del potenziale di ciascuno di noi.

Si ha cioè *l'allineamento di due coscienze: quella più...* *"superficiale" del DNA animico e quella più spirituale e profonda dell'anima.*

Credo anche che il DNA animico abbia una corrispondenza funzionale con quello genetico: tutte le percezioni (attraverso i 5 sensi) che arrivano alle nostre membrane cellulari (prima dei nervi periferici e cervello, poi delle cellule tutte) vanno a stimolare i nucleotidi animici che, attraverso autentici messaggeri, attivano i geni interruttori; questi a loro volta i geni cromosomici.

Perché si formino quei nuovi circuiti cellulari di cui parla Lipton occorre quindi che le nostre percezioni positive (modificate da specifiche tecniche o dalla conoscenza di sé stessi) innalzino sempre più la frequenza del DNA animico, perché *aumenti anche quella del DNA ufficiale.*

➢ **I tre allineamenti**

❖ **Allineamento mente e cuore**

Le acquisizioni di conoscenza, prima di arrivare alle membrane cellulari e al DNA animico e genetico, devono essere innanzitutto purgate e purificate attraverso l'energia del CUORE, il quale solo dopo il superamento dei propri limiti emozionali "aggancerà" la sua comprensione energetica alla mente, che deve dare il suo pieno assenso (ALLINEAMENTO MENTE-CUORE).

❖ Allineamento cuore-anima e mente-anima

La conoscenza così elaborata deve essere anche interiorizzata, ossia condensarsi e incidersi nel tessuto animico, trasformandosi in consapevolezza.

Perché questo avvenga, gli input che arrivano alle membrane delle nostre cellule (dopo l'assenso della mente al cuore) aumentano la frequenza dei nucleotidi animici, la cui vibrazione, con la memoria in essi incisa anche dei nostri obiettivi-base, viene fatta "scivolare" di CHAKRA IN CHAKRA sotto forma di un flusso continuo di veri e propri pacchetti *formativi-informativi* per il nostro destino evolutivo, perché lì siano letti e vissuti attraverso i vari circuiti che ad essi si accompagnano.

Solo dopo quei pacchetti passano all'anima: è come se l'informazione impressa nel DNA animico dovesse essere passata al vaglio anatomico-energetico dei chakra, perché gli obiettivi che in essi si configurano possano concretizzarsi nella propria vita. E in particolare *devono sintonizzarsi le vibrazioni del chakra del cuore con gli "obiettivi" dell'anima perché essa possa realizzare il suo Compito.*

Si ha così un allineamento del corpo con l'anima, quindi un ALLINEAMENTO CUORE-ANIMA in cui la consapevolezza di quest'ultima si arricchisce di un nuovo "bagaglio": AMORE.

Sicché il cuore, che già una volta, depurato delle sue emozioni negative, aveva inviato la sua comprensione alla mente, le si aggancia ora con UN'ULTERIORE COSCIENZA: QUELLA DELLA PROPRIA DIVINITÀ. E lì radicandosi, crea i corrispondenti schemi mentali e, quindi, i nuovi circuiti cellulari.

L'aggancio tra la propria fisicità (con questa intendendo l'intelligenza cellulare innata e in primis quella dei neuroni del cervello) e la propria condizione-coscienza di espansione d'amore e di ricerca della Divinità, crea quindi una COMUNICAZIONE MENTE-ANIMA *di tipo evolutivo,* che altro non è che la consapevolezza dell'individuo, il suo cammino spirituale alla ricerca di un equilibrio e, in definitiva, della guarigione.
Questa ricerca è per antonomasia il DIVENIRE e nella sua fatica si racchiudono il significato e il progetto del divenire: la trasformazione.

➢ I miei strumenti di allineamento cuore-anima

In questa mia ricerca di un equilibrio, tanti sono stati gli strumenti di allineamento incontrati attraverso i quali ho chiamato a raccolta i miei fratelli interiori, le mie forze sopite. E sempre ho ottenuto risultati tangibili.
Alcuni li ho solo studiati, senza mai praticarli; altri li ho anche utilizzati in vari momenti della mia vita: reiki, meditazione, rebirthing, pranic healing, biodanza, pittura sensitiva e soprattutto la scrittura medianica, lo strumento che più di ogni altro mi esprime e che utilizzo da molti anni.
In particolare ogni processo della mia medianità, la scrittura innanzitutto, con estrema evidenza per me è il risultato di un temporaneo allineamento fra mente inconscia e conscia, in quanto al messaggio-manifestazione della prima occorre rispondere con la resa della mente conscia, per cui diviene possibile la comunicazione fra le due e, quindi, l'elaborazione, la comprensione e l'accettazione di quanto man mano vedo, sento, dipingo o scrivo.
I tanti temporanei allineamenti della mia medianità avevano

creato e ancora creano i presupposti di un allineamento generale e duraturo in ogni manifestazione della mia vita.

Ogni strada percorsa, ogni potenzialità da me espressa con un qualsiasi strumento, ogni parola detta, ogni scritto, tutto è soltanto per me una grande tela in cui vado acquisendo il dono della conoscenza di me stessa ed esprimendo la mia potenza, che non è altro che… amore: per me stessa, per ogni altro e per il Dio che è in tutti noi.

Di conseguenza in quest'apprendimento non compio solo un processo di allineamento delle due menti, ma anche della *mente con l'anima,* ossia un cammino che avvicina sempre più me-donna (yin) all'universo (yang), permettendomi così di compiere processi evolutivi di respiro sempre più ampio.

❖ Un particolare contatto medianico

Voglio in particolare ricordare, nell'ambito della scrittura medianica, uno specifico percorso che è stato molto formativo per me: una serie di canalizzazioni[27], dono d'amore di Carlos, morto poco dopo la diagnosi della mia malattia.

Attraverso le ripetute dichiarazioni dei suoi sentimenti per me, a sanatoria del lacerante dolore subito alla rottura della nostra relazione, quei contatti ci hanno condotti per mano alla risoluzione dei nostri conflitti insoluti e al reciproco scioglimento, attraverso il perdono, dei nostri limiti e del nodo dell'abbandono. In quel processo io sono anche riuscita a perdonare il limite di ogni altro nel quale mi destabilizzavo e mi identificavo, dimenticandomi del mio pieno d'amore.

E attraverso la sofferenza di quel "per-dono" concesso a me stessa, mi è ritornato il dono immenso della mia anima che, realizzando il suo Piano su di me, mi ha riportata all'Origine senza peccato perché io mi vivessi, sentissi, gustassi come puro Amore.

---

[27] Contatti che sono stati oggetto del mio precedente libro *Sulle ali dell'amore.*

Anche la stesura di quei contatti è stata uno strumento importantissimo di crescita: con un'autentica opera di cesello, ho ripetutamente cercato delle soluzioni grammaticali e sintattiche che avessero un suono diverso fra loro, fino a scegliere quella più in armonia col mio sentire del momento; un sentire che cambiava di giorno in giorno, di minuto in minuto.

Quella continua ricerca letteraria ha avuto la funzione di evidenziarmi con maggiore incisività il processo del divenire, di solito inconsciamente vissuto, che già si esprime in ogni mia manifestazione medianica in tutta la sua potenza e chiarezza evolutiva.

Con quei contatti, ricevuti e poi anche organizzati nel respiro di un libro, avevo quindi messo in atto una sorta di tecnica di armonizzazione per i due emisferi cerebrali, compiendo un percorso evolutivo a 360 gradi, tale da ricondurre a me stessa le migliori possibilità realizzatrici del mio Sé.

❖ Si delinea una nuova identità nell'amore

Strada facendo, resi conto che spesso il compito della mia anima veniva sabotato non solo dagli imprinting di programmazione negativa della mente inconscia, ma anche dagli obiettivi che razionalmente mi prefiggevo e perseguivo, perché spesso non si accordavano col volere di quella.

Sicché la domanda iniziale (come distogliere la mente inconscia dai suoi programmi distruttivi) si arricchì ad un certo punto di un nuovo contenuto: «*Come favorire il Compito espansivo della mia anima (e le forze invisibili che ad esso conducono) superando non solo la programmazione negativa della mente inconscia, ma anche gli schemi restrittivi di quella conscia?*»

AMORE PER ME STESSA fu la risposta che di nuovo mi arrivò attraverso la dinamica di una seduta fisioterapica.

Il massaggio su un nodulo ipertrofico del seno sinistro, catalizzando la mia attenzione sullo yin in esso circoscritto, focalizzò la mia attenzione sulla sedimentazione in fieri del mio potere femminile e favorì la mia apertura-accettazione di quello come mia possibilità evolutiva.

Nel movimento compassionevole della mano del fisioterapista che spianava la cicatrice del seno destro, ebbi invece la percezione del mio yang, ripiegato su sé stesso, che veniva accompagnato verso lo yin.

Tutto questo mi portò all'intuizione che la compassione e il perdono che avevo donato al mio yang potevano giungere, appunto, anche al mio piccolo yin e da questo essere assimilati e trasformati in una nuova forza (amore), necessaria prima alla sua stessa espansione e, quindi, al radicamento del mio essere donna, poi al grande miracolo dell'incontro yin e yang, finalmente liberi di sposarsi dentro di me.

Tale matrimonio, veicolato dal massaggio, sarebbe stato recepito a livello delle membrane cellulari, donando così ad ogni cellula gli input di riprogrammazione e risoluzione di tutti i miei condizionamenti che avevano generato in me il conflitto e, quindi, il limite, la paura, la malattia, la mancanza di un equilibrio stabile, in definitiva tutto ciò che mi aveva portata ad una scelta di morte anziché di vita.

Quegli input sarebbero arrivati anche al cuore come profonda trasformazione interiore, capace sia di rendere grazie a quegli stessi messaggi, un inno alla vita levando, sia di esaminare tutte le facce della verità e di riunificarle, dopo comprensione e accettazione, nell'unica possibilità di vita: Amore.

Guarigione come coscienza
di essere la Luce

Nel complesso processo di allineamenti: mente-cuore e cuore-anima (in definitiva del corpo con l'anima), come si è visto si era delineato anche l'ALLINEAMENTO DELL'ANIMA CON LA MENTE.

Ma perché si instauri un autentico dialogo fra questi occorre che la mente ceda il passo all'anima in quei "*luoghi*" energetici di cui ho parlato riguardo alla comunione con sé stessi: luoghi meditativi profondi e di assoluto silenzio, in cui l'anima possa diventare madre e matrice[28] della VERITÀ ULTIMA che sta alla base della nostra esperienza e che rende questa parte integrante della nostra individualità.

Il primo passo nell'incontrare la Verità è l'accettazione del suo contenuto, ma ancor più importante è ciò che l'accompagna in termini di coscienza del proprio divenire, della propria espansione evolutiva.

È cioè necessario non solo accogliere quella verità dalla propria anima rivelata, ma anche digerirla, scindendola in tanti infinitesimali fotoni di luce che vadano a illuminare ogni cunicolo buio della nostra mente, ogni cellula, ogni atomo del nostro corpo, per poi… attraversarlo, coscienza di luce lasciandoci, più che coscienza del "segreto svelato" in sé.

Perché verità sia occorre, quindi, non solo una piena cognizione dell'assenso della mente all'anima, ma anche dell'assenso della razionale materia all'irrazionale Luce, ossia la coscienza di essere quella Luce.

Solo allora la Verità, partita dalla mente come conoscenza razionale, si trasformerà in vera consapevolezza.

Pian piano il mio concetto di guarigione si era quindi arricchito

---

[28] L'anima è *madre* nel senso di generatrice della verità-figlia; ma è anche *matrice* in quanto stampo, calco-modello che genera una verità che la riproduce in tutto e per tutto (cosa che di solito non avviene per un figlio).

anche della presa di coscienza di *una Luce che è già dentro la nostra unità e che bisogna solo ri-conoscere.*

Ossia la luce non è un bene perduto e che occorre ritrovare, ma un bene dimenticato e che pian piano, di vita in vita, si va riacquisendo. Era ciò che io stavo facendo con un percorso di ri-costruzione nella memoria, e quindi ri-apprendimento, del processo di espansione e purificazione del sentimento d'amore; un sentimento che andava imparando stabilità ed universalità, liberandosi di ogni schema precostituito, di ogni conflitto emozionale che potesse vincolarlo ed essere anche causa di malattia.

La Luce non è quindi sintesi del dualismo Luce/Buio, ma unione animica dei due, con questo intendendo che è il processo evolutivo delle anime che determina tale sintesi: quando la positività si oppone al Buio, questo viene inglobato dalla Luce, più potente e più fortemente incisiva, illuminandosi quindi della gioia e dell'amore di questa.

E ancor più il Buio si ritira, lasciando un vuoto energetico che viene man mano riempito dall'espansione dell'altra, se il nostro cuore dimora in braccio all'Assoluto; se la nostra mente s'innalza a Lui e le nostre labbra incessantemente ripetono: *"Sia fatta la Tua volontà. Benedici i miei passi ora e sempre".*

La mia coscienza dell'Uno-Amore era ancora coscienza di una sintesi; l'Essere di Luce diventa coscienza invece di una presenza ab initio, di un'eterna Presenza che si autoalimenta senza opposizione alcuna né mentale né emozionale, perché dimensione dell'Essere di Luce è al di fuori di ogni contesto e di ogni circuito, di ogni schema e di ogni fluttuazione.

Cercare la Luce e vibrare in essa porta alla consapevolezza dell'Unità e questa a quella dell'Infinito, quintessenza del Logos-Verbum[29] per eccellenza, caratteristica identitaria del

---

[29] Logos nella filosofia greca classica ha due significati: "'pensiero" e "parola" (verbum).

Il pensiero è astratto, infinito.

La parola veicola il pensiero e lo circoscrive; è la forma, l'espressione-manifestazione del pensiero

Principio Motore, dell'Uno Assoluto[30].
Quanto più non abbiamo coscienza della Luce che è in noi, tanto più offriamo infatti il fianco inerme al Buio primigenio che si cala in noi fiaccando il corpo e la resistenza alla lotta.

Inoltre, poiché è alla luce che la nascita di una nuova vita si affaccia, *coscienza della Luce è anche coscienza di… AUTOGENERARSI,* di creare sé stessi, collaborando con tutte le forze universali.

---

[30] Logos diventa sinonimo dell'Uno Assoluto, Infinito e Principio Creatore di ogni cosa perché questo riassume in sé il pensiero (nella sua immaterialità) e la parola (nel suo manifestarsi nella realtà). Nella teologia cattolica Cristo è il Verbo di Dio fatto uomo.

Le carogne di Barbablù
(e la rinascita)

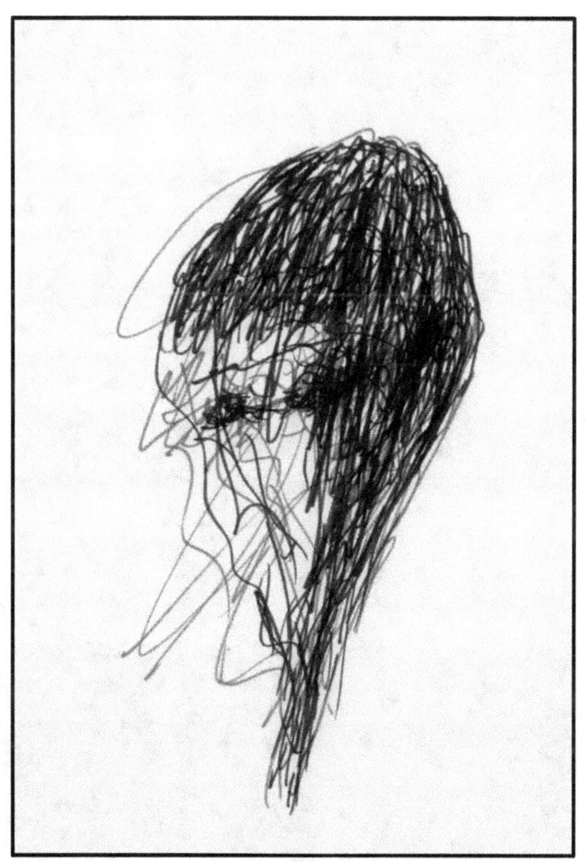

Morte di Barbablù

S caduto il tempo concesso alla moglie, Barbablù tentò di raggiungerla per sopprimerla.
Ma in quel momento arrivarono finalmente i fratelli di lei e lo uccisero.

Ho parlato di buio dell'anima da me più volte vissuto.

In qualsiasi processo inteso alla sconfitta del Barbablù annidato in noi, in qualsiasi elaborazione di un vissuto con l'intento di ricostruire su nuove basi, si attraversa sempre quel buio, che si accompagna giocoforza ad una morte interiore.

Non molto tempo fa una sensitiva mi disse: «*Fino ad oggi hai vissuto l'esperienza della morte; ora dovrai fare l'esperienza della vita*».

Parole che, come mai prima, mi resero sgradevolmente consapevole della morte insita nel dolore e nella fatica della mia vita. Quell'esperienza di morte si è infatti in me rinnovata ogni volta (anche dopo la diagnosi del tumore) che mi sono confrontata con una situazione che si andava sgretolando pian piano fra le dita, ma che non sapevo come rimpiazzare, non avendo ancora chiara in me la visione della nuova realtà sociale, famigliare, affettiva, in definitiva della nuova vita che in me e per me cercavo di costruire.

E in ciascuno di quei passaggi evolutivi, pienamente vissuti con le loro stimmate non solo di sofferenza, ma anche di solitudine, ho analizzato tutta la mia vita; ho guardato oltre la cortina fumogena dell'illusorietà dei sensi, sempre assaporando il significato più profondo di ogni avvenimento; ho inseguito le domande della mia mente nel labirinto dei suoi mille, segreti anfratti, al filo di Arianna aggrappandomi di risposte man mano strappate alla mia ritrovata sapienza.

E pian piano svelando con la luce delle mie intuizioni ogni gioco e schema della mia mente negante, ho cucito anche le ferite del mio cuore con fili di seta a mille fiori rubati e fugato il buio della mia anima con la certezza di un sapore Divino… dono d'amore per me.

Insomma, di anno in anno ho vivisezionato il mostro dentro e fuori di me, al suo subdolo potere sanguinario, a ogni sua malvagità e falsità contrapponendomi continuamente con la mente, l'anima e il cuore.

Sicché in un'alternanza di smantellamenti, ricostruzioni e assestamenti, come la sposa di Barbablù si liberò di chi l'aveva fatta soffrire, anch'io mi sono liberata dalla mia ingenuità e dalla sottomissione al suo fascino malefico.

E ora finalmente mi guardo allo specchio e… mi vedo.

Vedo le cicatrici della malattia.

Vedo il solco delle lacrime tutte sul mio volto.

Vedo i segni del tempo e della sofferenza di ogni orizzonte esplorato, già incisi profondamente nel cuore e nell'anima, ora anche sul mio corpo.

E, seppure nella difficile accettazione di una primavera fisica già vissuta, per la prima volta m'inchino alla donna… che ora sono!

Le poiane

P oi i fratelli lasciarono i resti di Barbablù in pasto alle poiane[31].

Le carogne di Barbablù furono smembrate e digerite dalle poiane e, quindi, seppure trasformate in uno stato di minore combattività, reinserite nel ciclo vita-morte-vita.

La moglie di Barbablù completa così il suo riscatto: dopo aver vinto con la forza della verità quell'energia maschile distruttiva, la converte in forza creatrice per sé stessa, profondamente trasformandosi.

Per lei, per me, per ogni "preda", ma anche per ogni Barbablù che rinsavisca, la morte interiore si accompagna sempre a una disgregazione: quella dei coaguli energetici degli schemi calcificati nella mente.

E come per i resti di Barbablù, ogni sottile residuo energetico-emozionale di quella demolizione non va allontanato come scarto non più utilizzabile, ma riconsiderato alla luce di una sua possibile ricollocazione che generi una nuova possibilità d'esistere.

Occorre cioè che quei detriti, quei resti-carogne siano metabolizzati ancora dentro di noi, dando loro lo spazio e il respiro necessari affinché dalla morte ci conducano ancora una volta alla vita, in una sana ricostruzione della nostra identità.

"Sana" perché, infatti, il grande pericolo che si corre è la possibilità di farsi risucchiare dai vecchi condizionamenti: quelle scorie energetiche contengono in sé memoria delle emozioni-madre e potrebbero, quindi, essere riutilizzate, mattone dopo mattone ricostruendo quanto prima demolito.

---

[31] Le poiane rappresentano l'energia maschile interiore che viene in soccorso della donna perché possa compiere il suo cammino di consapevolezza

Mai aver fretta nel ricostruire. Ora io sono giunta a un crocevia, dal quale posso guardare in ogni direzione e nella più assoluta libertà scegliere la mia nuova strada.

E con calma trasformerò via via il potere delle carogne del passato innanzitutto nella *forza* necessaria per il proseguimento del mio viaggio, sì che la mia Essenza possa pian piano recuperare le sue memorie d'amore: memorie di quel Principio da cui proviene e per cui è tornata; ma anche in *fuoco* vivo per il mio potere creativo e le mie capacità intuitive e in una più chiara e consapevole visione del cuore mio ed altrui, distaccandomi sempre più, in definitiva, da chi non mi ama, da chi non mi rispetta, da chi prigioniera vuole che io sia. Arriverà poi il momento in cui una pennellata di classe darà il suo tocco magico di luce ed espressione al mio quadro interiore e allora anche sul mio volto chiunque potrà ammirarne bellezza e suggestione, ma soprattutto la realtà di un cambiamento che potrà sembrare ai limiti dell'impossibile.

E libera sarò, finalmente libera: di ricominciare, di reinventarmi, di vivermi, di… amarmi!

*C'era una volta
ma ancora c'è,
in ogni angolo della terra,
una donna come me,
come lei,
che... ora sa.*